GOLDMANN
Lesen erleben

Allen Carr

Endlich ohne Alkohol!
frei und unabhängig

Der einfache Weg, mit
dem Trinken Schluss zu machen

Aus dem Englischen
von Annika Tschöpe

GOLDMANN

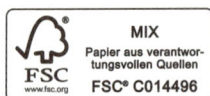

MIX
Papier aus verantwortungsvollen Quellen
FSC® C014496

Verlagsgruppe Random House FSC® N001967

Dieses Buch ist auch als E-Book erhältlich.

1. Auflage
Deutsche Erstausgabe Oktober 2017
Copyright: © 2017 der deutschsprachigen Ausgabe:
Wilhelm Goldmann Verlag, München,
in der Verlagsgruppe Random House GmbH,
Neumarkter Straße 28, 81673 München
Copyright: © 2015 der Originalausgabe:
Allen Carr's Easyway (International) Limited
Originaltitel: Stop drinking now
Originalverlag: Arcturus, London
Umschlag: UNO Werbeagentur, München
Umschlagmotiv: FinePic®, München
Redaktion: Antonia Zauner
Satz: Buch-Werkstatt GmbH, Bad Aibling
Druck und Bindung: GGP Media GmbH, Pößneck
JE · Herstellung: cb
Printed in Germany
ISBN 978-3-442-17634-2
www.goldmann-verlag.de

Besuchen Sie den Goldmann Verlag im Netz:

Für Chris Hay, den außergewöhnlichen Allen-Carr's-Easyway-Alkoholtherapeuten

Dieses Buch basiert auf der Easyway-Methode von Allen Carr, die er zusammen mit Robin Hayley, dem Vorsitzenden und dienstältesten Therapeuten von Allen Carr's Easyway, entwickelte. Nach drei Jahrzehnten der vertrauensvollen Zusammenarbeit betraute Allen ihn mit der Fortführung der Easyway-Methode, auf dass sein Vermächtnis gewahrt und gepflegt werde.

Inhalt

4.
Deshalb trinken Sie

5.
Die Falle

6.
Illusionen

7.
Ich will einen Drink

8.

9.

10.

11.

Vorwort

Allen Carr war mehr als dreißig Jahre lang Kettenraucher. 1983 gelang es ihm schließlich, sich nach zahllosen vergeblichen Aufhörversuchen von seiner Sucht zu befreien. Statt einhundert Zigaretten pro Tag rauchte er nun keine einzige mehr – ganz ohne Entzugssymptome, ohne Willenskraft und ohne dabei zuzunehmen. Er entdeckte, worauf die ganze Welt gewartet hatte: eine einfache Methode, mit dem Rauchen aufzuhören. Fortan widmete er sich dem Ziel, alle Raucher dieser Welt von ihrer Nikotinsucht zu befreien.

Dank des phänomenalen Erfolgs seiner Methode gilt er mittlerweile als weltweit führender Experte in Sachen Rauchentwöhnung und unterhält ein Netzwerk von Zentren rund um den Globus. Sein erstes Buch, *Endlich Nichtraucher*, hat sich mehr als zwölf Millionen Mal verkauft, ist nach wie vor ein internationaler Bestseller und wurde in über vierzig Sprachen übersetzt. In Allen-Carr's-Easyway-Zentren haben Hunderttausende erfolgreich mit dem Rauchen aufgehört. Die Erfolgsquote liegt bei über neunzig Prozent – wer nicht mühelos von den Zigaretten loskommt, erhält sein Geld zurück.

Mit der Easyway-Methode von Allen Carr lassen sich auch weitere Probleme wie Übergewicht, Alkoholismus, andere Süchte und Ängste erfolgreich angehen. Auf den letzten Seiten dieses Buches finden Sie eine Aufstellung aller Zentren. Wenn Sie Hilfe brauchen oder weitere Fragen haben, wenden Sie sich bitte an ein Zentrum in Ihrer Nähe.

Weitere Informationen über die Easyway-Methode von Allen Carr finden Sie unter **www.allen-carr.de**

Einführung

Die fünf Stunden, die ich vor über fünfundzwanzig Jahren bei Allen Carr in seinem Londoner Zentrum verbrachte, haben mein Leben verändert. Zu Beginn der Sitzung war ich süchtig; ich geriet leicht in Panik, wenn nicht klar war, wann ich meine nächste Dosis bekommen würde, glaubte fest, ich müsse künftig auf einen großen Genuss verzichten, dem ich ewig nachtrauern würde, befürchtete, dem Stress nicht standhalten zu können, und ein Leben ohne meine Droge erschien mir schlicht undenkbar. Nach dieser Sitzung jedoch verspürte ich keinerlei Bedürfnis oder Verlangen nach der Droge mehr. Ich nahm keine Entzugssymptome wahr. Wie viele meiner Bekannten, die Allen aufgesucht hatten, fand ich das Aufhören ganz leicht. Willenskraft war dazu nicht nötig. Ich erlebte kein Gefühl des Verzichts, sondern übergroße Erleichterung und Freude über meine neue Freiheit. Das war wirklich eine außergewöhnliche Erfahrung.

Meine Droge war Nikotin, doch ich erkannte sofort, dass Allen Carr eine Methode entwickelt hatte, die allen Süchtigen rasch und unmittelbar helfen konnte. Deshalb schrieb ich ihm mit der Bitte, ihn bei seiner Mission unterstützen zu dürfen. Zu meinem großen

Glück erhielt ich diese Gelegenheit tatsächlich. Allen bildete mich zum Therapeuten aus, und gemeinsam gründeten wir das zweite Zentrum in Birmingham. Schon bald darauf wurde ich Geschäftsführer des Unternehmens, das es sich zum Ziel gesetzt hat, die Methode auf der ganzen Welt bekannt zu machen – meine Vision von einer weltweiten Organisation wurde damit Wirklichkeit.

Bis heute haben mehr als vierhunderttausend Menschen in über fünfzig Ländern der Welt unsere Zentren besucht. Diese Zentren bieten nach wie vor eine echte Geld-zurück-Garantie, wenn es nicht gelingt, mindestens drei Monate lang aufzuhören. Bei den meisten Menschen genügt schon eine einzige Sitzung, und nicht einmal zehn Prozent der Teilnehmer verlangen ihr Geld zurück.

Darüber hinaus wurden die Easyway-Bücher von Allen Carr mehr als fünfzehn Millionen Mal verkauft, in zweiundvierzig Sprachen übersetzt und von schätzungsweise vierzig Millionen Menschen in siebenundfünfzig Ländern gelesen.

Dieser phänomenale Erfolg ist nicht durch Werbe- oder Marketingkampagnen zustande gekommen, sondern der persönlichen Empfehlung der vielen Millionen zu verdanken, die mit Allens Methode aufhören konnten.

Der Grund für diesen weltweiten Erfolg ist ganz einfach: DIE METHODE FUNKTIONIERT.

Endlich ohne Alkohol – frei und unabhängig zeigt, wie sich
mit Allens mittlerweile weltberühmter Methode die am
weitesten verbreitete Droge bekämpfen lässt: Alkohol.
Bei dieser Methode haben Sie keine Vorwürfe zu erwarten, und sie hält sich auch nicht mit Offensichtlichem
auf. Alkoholiker wissen selbst, dass Trinken der Gesundheit schadet und ein Vermögen kostet. Das Schlimmste
jedoch ist die Unfreiheit, das Gefühl, das eigene Leben
nicht mehr im Griff zu haben. Vielleicht haben Sie selbst
schon einmal versucht, durch Willenskraft mit dem Trinken aufzuhören, zum Beispiel bei den Anonymen Alkoholikern oder mittels Hypnose, Akupunktur, Laserthe-
rapie oder anderer Tricks. Höchstwahrscheinlich waren
Sie dann unglücklich, hatten das Gefühl, dass Ihnen etwas fehlte, und sind letztendlich gescheitert. Vielleicht
fürchten Sie, Mahlzeiten oder gesellschaftliche Anlässe ohne Alkohol nie wieder richtig genießen zu können oder dem täglichen Stress nicht gewachsen zu sein.
Vielleicht haben Sie auch Angst vor der traumatischen
Erfahrung, die Sie von früheren Aufhörversuchen kennen, und fürchten, dass Sie das Verlangen niemals wieder loswerden.

Die Easyway-Methode ist anders. Dieses Buch ist der
Schlüssel, der Sie aus dem Gefängnis befreien wird. Es
verändert Ihre gesamte Einstellung, indem es sämtliche
Illusionen und Ängste beseitigt, die Sie gefangen halten. Easyway erfordert weder Willenskraft noch Verzicht,
denn diese Methode stellt das Verlangen nach Alkohol

komplett ab – sobald Sie Nichttrinker geworden sind, können Sie sich mehr denn je auf gesellschaftliche Anlässe freuen und mit Stress deutlich besser umgehen.

Allen Carr's Easyway hat mein Leben verändert und kann auch Ihnen helfen.

Robin Hayley M.A. (Oxford), M.B.A., Mitglied der internationalen Vereinigung der Allen-Carr-Therapeuten

Geschäftsführer von Allen Carr's Easyway (International) Ltd

1.

Der Schlüssel

Dieses Buch zeigt Ihnen, wie Sie auf der Stelle ganz mühelos und dauerhaft mit dem Trinken aufhören – ohne das Gefühl, auf etwas verzichten zu müssen oder ein Opfer zu bringen. Nicht nur das: Sie brauchen keinerlei Willenskraft, sondern es wird Ihnen ganz leichtfallen.

Das klingt zu schön, um wahr zu sein? Eine dauerhafte Lösung für Ihr Alkoholproblem, ganz ohne Willenskraft, Qualen oder Opfer? Sicher haben Sie schon so viel über Alkoholprobleme gehört, dass Sie diesem Versprechen nicht glauben können. Und dennoch haben Sie aus gutem Grund beschlossen, einen Versuch zu wagen: Sie wünschen sich von Herzen, dass es wirklich eine solche Lösung gibt. Sie sind es mehr als leid, dem Alkohol ausgeliefert zu sein, Sie wollen aufhören, sehen sich aber nicht dazu in der Lage, und alle Methoden, die Sie bislang ausprobiert haben, hatten keinen Erfolg. Ihnen steht eine der wichtigsten Entscheidungen Ihres Lebens bevor. Ich verspreche Ihnen, dass Sie vom Alkohol loskommen können – ganz gleich, wer Sie sind oder wie Ihre persönlichen Umstände aussehen. Wenn Sie auf die richtige Methode setzen, ist der Erfolg nicht nur möglich, sondern sogar garantiert.

Viele Alkoholiker, die unsere Zentren aufsuchen, werden von Freunden oder Angehörigen dazu gedrängt oder ermutigt. Dieses Buch soll Ihnen ein Freund sein, der Sie auf Ihrem wunderbaren Weg aus der Alkoholfalle unterstützt. Wie ein wahrer Freund macht es Ihnen keine Vorwürfe oder Vorhaltungen, setzt Sie nicht unter Druck und verlangt nichts von Ihnen, was Sie nicht tun wollen. Ich möchte Sie lediglich bitten, sich von Ihrem Wunsch, mit dem Trinken aufzuhören, nicht abbringen zu lassen, aufgeschlossen zu bleiben und die Anweisungen zu befolgen. Wenn Sie das tun, werden Sie dem elenden Gefängnis, in dem der Alkohol Sie gefangen hält, mühelos entkommen. So einfach ist das.

Wir glauben, Aufhören sei schwer, weil uns das ständig eingeredet wird. Ob Mediziner, andere Trinker, die schon einen Aufhörversuch hinter sich haben, oder Organisationen wie die Anonymen Alkoholiker – sie alle vermitteln die gleiche Botschaft: Aufhören ist schwer.

Mit dieser Methode werden Sie jedoch erkennen, dass es ganz leicht und angenehm sein kann, aus der Falle zu entkommen. Sie müssen nicht mehr unter Ihrer Alkoholsucht leiden und keine Qualen erdulden, um endlich frei zu sein. Zwei ganz einfache Schritte genügen, damit Sie mit dem Trinken aufhören und Ihr Leben wieder in den Griff bekommen:

1. Durchschauen Sie das Problem.
2. Lösen Sie es mit einer wirkungsvollen Methode.

Beides wird Ihnen mit diesem Buch gelingen, denn es geht Ihr Alkoholproblem mit der erfolgreichsten Suchtbekämpfungsmethode aller Zeiten an.

Vielleicht haben Sie Ihren allerletzten Drink bereits hinter sich. Manche Leser schwören sich, nie wieder etwas zu trinken, bevor sie dieses Buch zur Hand nehmen, andere dagegen trinken bis zur letzten Anweisung weiter. Es spricht nichts dagegen, dass Sie weitertrinken, bis Sie die letzte Seite erreicht haben – allerdings sollten Sie nur in nüchternem Zustand lesen, da Sie das Gelesene sonst nicht richtig erfassen. Außerdem ist es ganz wichtig, dass Sie am Ende des Buches nicht die geringsten Zweifel haben, dass Sie nie wieder trinken wollen.

EIN DRINK ZU VIEL

Die Anonymen Alkoholiker sind eine wunderbare Organisation mit wohlmeinenden Mitarbeitern, die zum Teil sehr gute Ideen haben. Unter anderem stellt man sich dort die Frage, welcher Drink der eine zu viel ist, mit dem die Grenze zwischen kontrolliertem Trinken und Trunkenheit überschritten wird. Ist es der dritte? Der fünfte? Oder vielleicht erst der zehnte? Jeder Mensch hat seine eigene Antwort auf diese Frage, und doch gibt es nur eine richtige: Schon der erste Drink ist einer zu viel. Die AA haben völlig Recht, wenn sie betonen, dass kein Alkoholproblem entstehen kann, wenn man gar nicht erst trinkt. Es gilt also, den allerersten Drink zu vermeiden.

Vor der Entwicklung der Easyway-Methode gab es bei übermäßigem Alkoholkonsum zwei Lösungsansätze:

1. Die Methode Willenskraft
2. Der Ansatz der Anonymen Alkoholiker

Bei beiden Methoden steht das Verlangen nach Alkohol im Vordergrund. Die Methode Willenskraft verlangt, der Versuchung standzuhalten. Wer sich dafür entscheidet, muss Verzicht üben, fühlt sich schlecht und fängt in den meisten Fällen früher oder später wieder mit dem Trinken an. Ich werde später noch ausführlicher erläutern, warum die Methode Willenskraft nicht funktioniert.

Bei den Anonymen Alkoholikern schärft man Ihnen ein, Sie müssten über dem Verlangen nach Alkohol stehen. Dieser Ansatz ist deshalb problematisch, weil er genau wie die Methode Willenskraft bedeutet, dass Sie für den Rest Ihres Lebens mit der Versuchung leben müssen. Solange diese Versuchung vorhanden ist, bleiben Sie anfällig.

Zum Glück gibt es noch einen dritten Weg – eine Methode, mit der Millionen von Menschen von der Sucht nach Alkohol, Nikotin oder anderen Drogen, aber auch von übermäßigem Essen, Verschwendungs- oder Spielsucht geheilt wurden:

3. Die Easyway-Methode von Allen Carr

Mit der Easyway-Methode wird das Verlangen nach Alkohol ganz und gar abgestellt. So verschwinden auch die Versuchung und die Anfälligkeit, die Ihnen bei Methode 1 und 2 ein Leben lang zu schaffen machen.

DAS STIGMA »ALKOHOLIKER«

Viele der Trinker, die unsere Kliniken aufsuchen, weil sie aus verschiedenen Gründen Hilfe beim Aufhören suchen, scheuen davor zurück, sich selbst als »Alkoholiker« zu bezeichnen. Alkoholiker sind in ihren Augen nur abgerissene, heruntergekommene Säufer, die nach Schnaps stinken und keinen klaren Gedanken mehr fassen können. All das trifft auf unsere Klienten keineswegs zu; den meisten von ihnen gelingt es unglaublich gut, ihr Alkoholproblem zu verbergen.

Warum sie es verbergen? Weil sie die Stigmatisierung fürchten. Alkoholismus wird in unserer Gesellschaft nicht toleriert. Im Grunde ist die öffentliche Haltung zum Alkohol voller rätselhafter Widersprüche. Alkohol ist ein Suchtmittel, das wird niemand bestreiten, doch während alle anderen sogenannten »Drogen« (im zunehmenden Maße auch das Rauchen) stigmatisiert oder kriminalisiert werden, genießt Alkohol aus unerfindlichen Gründen nicht nur Akzeptanz, sondern ist aus dem gesellschaftlichen Leben gar nicht wegzudenken. Versuchen Sie nur mal, eine Party zu veranstalten, bei der es nichts Hochprozentiges gibt!

Sobald wir alt genug sind, um legal Alkohol zu trinken (und manchmal auch schon vorher), macht es Erwachsenen große Freude, uns unsere ersten alkoholischen Getränke zu spendieren. Sie ermutigen uns dazu, die ersten widerlichen Schlucke hinunterzuwürgen, da-

mit wir »Geschmack daran finden«, und lachen mit-
fühlend, wenn es uns danach sehr schlecht geht. Und
was wird serviert, wenn es etwas zu feiern gibt? Champagner!

Doch wenn die Frau von nebenan ständig eine Fah-
ne hat, wenn sie bei jeder Party sternhagelvoll ist, wenn
sie sich Geld leiht und man nur zu gut weiß, wofür sie
es wirklich braucht, wenn man sie auf einer Parkbank
Alkohol trinken sieht, wenn sie ihre Kinder nicht pünkt-
lich von der Schule abholt – wie reagiert die Gesellschaft
dann? Man rümpft die Nase, schüttelt den Kopf und
flüstert missbilligend: »Wie kann sie nur so verantwor-
tungslos sein?«

Die allgemeine Überzeugung lautet, dass Alkoholiker
an ihrer Lage ganz allein selbst die Schuld tragen, dass
sie willensschwach oder zügellos sind und ihr Trinkverhalten einfach nicht in den Griff bekommen. Kein Wunder also, dass man sich in aller Regel nach Kräften bemüht, ein Alkoholproblem zu vertuschen. Leider wird
das Problem dadurch nur noch schlimmer, denn wenn
wir unseren Mitmenschen etwas vormachen, machen wir
auch uns selbst etwas vor. Wir leugnen, dass wir ein Problem haben, und damit vergeben wir die Chance, das
Problem zu lösen.

Eines sollten Sie sich ganz klar machen: Alkoholsucht
ist keine Schwäche. Sie kann jeden treffen, ob reich oder
arm, willensstark oder willensschwach, intelligent oder
dumm. Die Gesellschaft hält sie nur deshalb für eine

Schwäche, weil man uns allen weismachen will, »normale« Trinker hätten alles im Griff. Dieses Buch wird Ihnen jedoch zeigen, dass kein Mensch seinen Alkoholkonsum im Griff hat.

Wenn Sie sich nicht als Alkoholiker bezeichnen wollen, ist das vollkommen in Ordnung. Es spielt keine Rolle, welchen Namen Sie dem Problem geben, wichtig ist nur, dass Sie sich eingestehen, dass Ihr Alkoholkonsum außer Kontrolle geraten ist. Denn weshalb würden Sie sonst dieses Buch lesen?

WEIT VERBREITETE IRRTÜMER

Der Mythos, Alkoholiker seien willensschwach, ist nur einer von vielen gängigen Irrtümern rund um das Thema Trinken. Andere Beispiele lauten:

Wer ein Alkoholproblem hat, trinkt jeden Tag.
Menschen mit einem Alkoholproblem trinken unterschiedlich oft – manche nur am Wochenende, andere schon morgens nach dem Aufstehen. In jeden Fall können die Folgen fatal sein.

Ein Alkoholproblem entsteht durch besondere äußere Umstände.
Jeder Mensch kann in die Alkoholfalle tappen. Alkoholkranke aus allen Lebensbereichen führen ihr Verhalten

MIT EIGENEN WORTEN: DAVID

Ich hatte einen tollen Job, den ich leider aufgeben musste. Bis dahin hatte ich nicht getrunken, aber der Verlust meiner Arbeit war für mich ein schwerer Schlag, und weil ich mich ohne Job langweilte, ging ich immer häufiger in die Kneipe. Nach und nach nahm das Trinken überhand. Manchmal war ich tagelang auf Sauftour. Daran zerbrach meine Familie, und meine Ehe scheiterte. Ich habe furchtbar vielen Menschen wehgetan, und ich muss ehrlich zugeben, dass ich das Trinken nicht einmal genossen habe.

Mit dem Alkohol wollte ich eine Lücke in meinem Leben füllen. Mir war zwar klar, dass das Trinken kein Ersatz für einen interessanten und erfüllenden Job sein konnte, doch ich glaubte, meine Situation so besser ertragen zu können. Damit lag ich jedoch falsch, alles wurde nur noch schlimmer. Da ich Alkohol für meine einzige Rettung hielt, trank ich immer mehr, je weiter es mit mir bergab ging. Ich wusste, dass es mir schadete, doch ich sah einfach keinen Ausweg. Mir war damals nicht klar, dass es der Alkohol war, der mich immer weiter runterzog.

gerne auf äußere Umstände oder den Einfluss anderer zurück, doch in Wirklichkeit gibt es nur einen einzigen Grund: Alkoholsucht.

Arme Menschen sind anfälliger für Alkoholprobleme.
Jeder Mensch kann in die Trinkfalle geraten, unabhängig vom Einkommen. Millionen Reiche leiden an Alkoholsucht, und auch wenn sie in der Regel teurere Getränke konsumieren, würden sie im Notfall alles trinken, um ihr Verlangen zu stillen.

Wer Sie auch sind, wann immer Sie mit dem Trinken angefangen haben und egal wie oft oder wie viel Sie trinken, es gibt dafür nur einen Grund: Sie wollen Alkohol.

ALLES ANDERE ALS LUSTIG

Ein Alkoholproblem hat zerstörerische Wirkung. Es kann schwere Angstzustände, Krankheiten und andere Süchte hervorrufen, Beziehungen zerstören, den Arbeitsplatz kosten und den finanziellen Ruin oder sogar den Tod bedeuten.

UNTER ALKOHOLEINFLUSS EREIGNEN SICH IM VEREINIGTEN KÖNIGREICH:

vierundvierzig Prozent aller Gewaltverbrechen,
zweiundvierzig Prozent aller Fälle häuslicher Gewalt,
achtzig Prozent aller Verkehrsunfälle mit Todesfolge an Freitagabenden,
zwanzig Prozent aller Mordfälle.

Diese Zahlen zeigen nur die unmittelbaren Folgen von Alkoholkonsum; hinzu kommen die bereits genannten anderen negativen Auswirkungen. Eines wird angesichts dieser Fakten ganz deutlich: Diese Droge verursacht unkontrollierbare Schäden.

Da Sie dieses Buch in den Händen halten, befürchten Sie vermutlich, dass Ihr Trinkverhalten bedenkliche Ausmaße angenommen hat. Viele Besucher unserer Zentren sagen, sie seien das Trinken leid, könnten aber einfach nicht aufhören. Sie spüren, dass der Alkohol ihnen keinen echten Genuss verschafft, trinken jedoch trotzdem weiter. Sie haben versucht, damit aufzuhören, es aber nicht geschafft. So sehr sie sich auch bemühten, irgendwann ließ ihre Willenskraft nach, und sie fingen wieder an zu trinken. Deshalb fühlen sie sich willensschwach und dumm und können nicht verstehen, warum ihnen das Aufhören nicht gelingen will.

Dabei gilt:

> SIE SIND NICHT MACHTLOS,
> UND ES FEHLT IHNEN AUCH NICHT
> AN WILLENSKRAFT.

Ganz im Gegenteil: Ich werde später noch erläutern, dass starke Trinker zumeist besonders willensstark sind. Für die Easyway-Methode von Allen Carr ist aber ohnehin keinerlei Willenskraft erforderlich. Sie wird Ihnen helfen, die Wahrheit über die Alkoholsucht zu erkennen, und sobald Sie diese durchschaut haben, fällt Ihnen das Aufhören ganz leicht.

SIE SIND NICHT ALLEIN

So einsam Sie sich mit Ihrem Alkoholproblem auch fühlen mögen – Sie sind nicht allein. Nach Schätzung der Weltgesundheitsorganisation gibt es derzeit auf der Welt etwa einhundertvierzig Millionen Alkoholiker.

Sie müssen sich unbedingt klarmachen, dass Ihr Alkoholproblem nicht nur Sie allein betrifft. Nichts an Ihrer persönlichen Situation macht eine Alkoholsucht unvermeidlich. Die Tatsache, dass Menschen mit einem Alkoholproblem häufig auch an anderen Süchten wie Glücksspiel oder Rauchen leiden, sollte Sie nicht zu der Annahme verleiten, dass bestimmte Menschen besonders suchtanfällig sind. Wenn Sie meinen, das könne die Ursache für Ihr Problem sein, verbannen Sie diesen Gedanken bitte auf der Stelle. In den nächsten Kapiteln werde ich erläutern, dass Alkoholismus von Menschen gemacht und keinesfalls auf persönliche Charaktereigenschaften zurückzuführen ist. Vielmehr handelt es sich dabei um die Sucht nach einem chemischen Stoff, die durch eine massive Gehirnwäsche bezüglich der angeblichen Vorteile des Alkohols gefördert wird.

Jeder Mensch kann in die Alkoholfalle tappen, unabhängig von Persönlichkeit, Beruf, Wohnort oder Einkommen. Zum Glück gibt es jedoch einen einfachen Weg aus dem Gefängnis – Sie halten ihn bereits in der Hand.

WARTEN AUF EIN WUNDER

»Mir war klar, dass ich Hilfe brauchte, aber ich wollte trotzdem nicht aufhören.«
Diese Aussage verdeutlicht das innere Tauziehen, unter dem alle Trinker leiden. Sie wissen selbst, dass der Alkohol unglücklich macht und ihr Leben ruiniert, und dennoch verspüren sie den Drang, immer weiter zu trinken. Das Elend wird immer größer, doch das Verlangen nach Alkohol nur noch stärker. Der Trinker will wirklich aufhören und schreckt gleichzeitig davor zurück, es überhaupt zu versuchen.

Dieses innere Tauziehen macht rat- und hilflos. Nirgends scheint es einen Ausweg zu geben. Gleichzeitig wirkt sich das Trinken auf das persönliche Umfeld aus. Man versucht, das Problem vor den Mitmenschen zu verheimlichen, in der Hoffnung, dass irgendwann ein Wunder geschieht und der Albtraum eines Morgens einfach vorüber ist.

Ein Alkoholproblem lässt sich aber nur eine gewisse Zeit lang verheimlichen. Die geistigen und körperlichen Folgen werden irgendwann für alle Nahestehenden unübersehbar. Ist das Problem erst einmal auf dem Tisch, so heißt es oft: »Was soll's. Ich kann es sowieso nicht ändern, wozu soll ich es dann noch verheimlichen?«

Es ist schrecklich, mit anzusehen, wie ein Mensch, der einem am Herzen liegt, in die Alkoholfalle gerät. Wie in Davids Fall gilt: So sehr man jemanden auch liebt, irgendwann werden die Trunksucht und das damit einhergehende Verhalten unerträglich. Irgendwann reicht es der Familie, und sie zieht einen Schlussstrich. Hat man erst einmal alle verloren, die einem wichtig sind, und ist ganz allein, dann klammert man sich nur noch fester an die Quelle des Übels, in der falschen Hoffnung, sie sei der letzte Genuss oder die einzige Hilfe.

Eine Sache möchte ich von Anfang an ganz deutlich machen: Ich will Ihnen keine Angst einjagen. So funktioniert diese Methode nicht. Wenn Angst Erfolg hätte, würde ich nicht zögern, zu diesem Mittel zu greifen. Allerdings ist jedem, der zu viel Alkohol trinkt, vollkommen klar, welche guten Gründe dagegen sprechen – und trotzdem wird weitergetrunken. Sie müssen jedoch alle Fakten zum Thema Alkohol kennen, denn falsche Überzeugungen verhindern eine Befreiung aus der Sucht. Alkohol ist ein Gift, das süchtig macht, Ihre Gesundheit, Ihr Vermögen und Ihr Glück ruiniert und Ihr Leben verkürzt. Noch dazu begünstigt das Elend der Sucht oft weitere Süchte wie Rauchen, andere Drogen, Glücksspiel und übermäßiges Essen.

Manche Alkoholiker trinken sich ganz bewusst zu

Tode. Die Erkenntnis, dass sie ihr Trinkverhalten nicht im Griff haben, sondern vielmehr vom Alkohol gesteuert werden, kann sie verzweifeln lassen. Die meisten Trinker wollen jedoch weiterleben. Sie quälen sich Tag für Tag, meinen, nichts gegen ihr Elend tun zu können, und warten nur auf den Moment, in dem ein Wunder geschieht und sie endlich vom Alkohol loskommen. Wenn es Ihnen auch so geht, habe ich eine gute Nachricht für Sie:

SIE BRAUCHEN KEIN WUNDER.

Sie halten die Lösung bereits in den Händen. Vielleicht befürchten Sie, ich könne Ihnen verschiedene schreckliche Prozeduren abverlangen, um Sie zu befreien. Ganz im Gegenteil: Diese Methode macht das Aufhören nicht nur sehr leicht, sondern Sie werden es auch von Anfang an genießen.

Sie müssen nämlich überhaupt nichts tun. Um aufzuhören, müssen Sie lediglich keinen Alkohol mehr trinken. Das ist ganz leicht, sofern Sie Ihre Einstellung zum Alkohol geändert haben. Diese Methode stellt die Gehirnwäsche ab, die uns zu der Überzeugung verleitet, Aufhören bedeute ein Opfer und Entbehrung. Stattdessen werden Sie die Wahrheit erkennen, und sobald Sie diese begriffen und verinnerlicht haben, können Sie mit einigen einfachen Schritten ein glücklicher Nichttrinker werden.

Im Laufe dieses Buches werde ich Ihnen eine Reihe

von Anweisungen geben. Diese Anweisungen sind sehr
einfach, und wenn Sie alle befolgen, werden Sie Ihr Alkoholproblem unweigerlich lösen. Die erste Anweisung
lautet:

BEFOLGEN SIE SÄMTLICHE ANWEISUNGEN!

Die Easyway-Methode funktioniert wie die Zahlenkombination zu einem Safe. Kennt man die Kombination
und gibt die Zahlen in der richtigen Reihenfolge ein,
springt das Schloss auf, und die Tür öffnet sich. Fehlt
jedoch eine Zahl oder vertauscht man die Reihenfolge,
so bleibt die Tür verschlossen.

Deshalb ist es wichtig, dass Sie die Methode genau
wie beschrieben befolgen. Halten Sie alle Anweisungen
in der vorgegebenen Reihenfolge ein. Widerstehen Sie
der Versuchung, ein paar Seiten zu überspringen, denn
dann fehlt Ihnen später ein entscheidender Teil der
Kombination. Denken Sie stets daran: Am Ende dieses
Buches wartet Ihre Befreiung aus der tyrannischen Herrschaft des Alkohols. Ich kann gut verstehen, dass Sie
diesen Punkt so schnell wie möglich erreichen wollen,
aber bitte haben Sie noch etwas Geduld. Die Methode
funktioniert – das hat sich in aller Welt millionenfach ge-
zeigt – und wird auch bei Ihnen funktionieren, sofern
Sie sämtliche Anweisungen befolgen.

ZUSAMMENFASSUNG

- Alle Methoden, die Sie bislang ausprobiert haben, führten nicht zum Erfolg, doch diesmal wird es klappen.
- Sie haben Ihren Alkoholkonsum nicht unter Kontrolle, sondern der Alkohol hat Sie im Griff.
- Sie sind nicht allein, und Ihr Alkoholproblem ist weder auf Ihre genetische Veranlagung noch auf Ihren Charakter zurückzuführen.
- Sie brauchen kein Wunder.
- Befolgen Sie alle Anweisungen.

2.
Wahrnehmung und Irrtum

Warum fällt es uns so schwer, mit dem Trinken aufzuhören, obwohl wir doch wissen, dass es unser Leben ruiniert?

Viele der Menschen, die wegen eines Alkoholproblems unsere Zentren aufsuchen, sagen, sie seien das Trinken leid. Sie spüren, dass es sie unglücklich macht, und wollen unbedingt aufhören.

Es ist ziemlich langweilig, Ziegelsteine von einem Stapel auf einen anderen zu schichten. Wenn ich Sie bitten

würde, ohne guten Grund einen Stapel Ziegelsteine um-
zuschichten, und nicht einmal eine Belohnung in Aussicht stellte, würden Sie das dann tun? Natürlich nicht.
Sie würden diese Bitte als absurd empfinden. Aber wieso hören Trinker dann nicht auf zu trinken, wenn sie es
leid geworden sind?

Das lässt sich mit der Funktionsweise unseres Gehirns
erklären. Das rationale Denken sagt uns zwar, dass Trinken grenzenlose Schäden anrichtet und dass wir aufhören müssen, doch der süchtige Teil des Gehirns verlangt immer weiter nach Alkohol. Wieso nur? Weil man
ihm weisgemacht hat, Alkohol bedeute Genuss oder Hilfe. Wenn wir dieses innere Tauziehen beenden wollen,
damit das rationale Denken wieder die Oberhand bekommt, müssen wir die Gehirnwäsche rückgängig machen, die das Verlangen nach Alkohol auslöst.

Diese Gehirnwäsche können wir allerdings erst abstellen, wenn Sie erkennen und akzeptieren, dass man Sie
einer Gehirnwäsche unterzogen hat, und wirklich aus
der Falle entkommen wollen. Trinkern, die mit der Methode Willenskraft aufhören wollen, fällt dies unglaublich schwer, sodass sie in den meisten Fällen wieder in
der Falle landen.

Ich habe meine Methode Easyway genannt, weil Raucher mit ihr ganz leicht aufhören können. Auch bei anderen Süchten, zum Beispiel nach Alkohol und anderen Drogen, bei Spielsucht, Verschwendungssucht und
übermäßigem Essen, hat sich die Methode bewährt. Zwi-

schen Easyway und allen anderen Methoden, mit denen sich eine Sucht angeblich überwinden lässt, gibt es einen entscheidenden Unterschied: Die anderen Methoden warnen direkt zu Beginn, dass das Aufhören nicht leicht werden wird. Diese Botschaft ist bereits Teil der Gehirnwäsche, die den Süchtigen in der Falle gefangen hält, denn je schwerer man sich das Aufhören vorstellt, desto größer wird die Angst vor dem Versuch, desto länger schiebt man den Versuch auf und desto schneller flüchtet man sich zu dem, was man für die letzte Rettung hält.

DIE ÜBERZEUGUNG, AUFHÖREN SEI SCHWER, HÄLT TRINKER IN DER ALKOHOLFALLE GEFANGEN.

Denken Sie daran, was ich ganz zu Anfang versprochen habe:

Dieses Buch zeigt Ihnen, wie Sie auf der Stelle ganz mühelos und dauerhaft mit dem Trinken aufhören – ohne das Gefühl, auf etwas verzichten zu müssen oder ein Opfer zu bringen. Nicht nur das: Sie brauchen keinerlei Willenskraft, sondern es wird Ihnen ganz leichtfallen.

Möglicherweise denken Sie: »Wenn man mit dieser Methode wirklich so leicht mit dem Trinken aufhören kann, warum tut es dann nicht jeder?« Diese Frage ist nur zu verständlich und kommt den meisten Menschen, die mit uns erfolgreich aufgehört haben, früher oder später in den Sinn. Es ist ganz wichtig, dass Sie skeptisch bleiben. Ich möchte, dass Sie alles hinterfragen, was Sie je zum Thema Alkohol und Trinken gehört haben. Das Problem liegt darin, dass die meisten Menschen die öffentliche Meinung zum Alkohol niemals hinterfragen, sodass diese von Generation zu Generation weitergegeben wird.

Ich kann Ihnen versichern, dass die Easyway-Methode funktioniert. Millionen von ehemaligen Süchtigen in aller Welt können das bestätigen. Allerdings erwarte ich nicht, dass Sie mir blind vertrauen. In dieser Phase spielt es überhaupt keine Rolle, ob Sie mir glauben oder nicht, wichtig ist nur, dass Sie die Anweisungen befolgen. Was haben Sie schon zu verlieren? Wenn Sie keinen Aufhörversuch starten, bleiben Sie so unglücklich, wie Sie gerade sind, mit Ihrer körperlichen und geistigen Gesundheit wird es weiter bergab gehen, und Sie werden sich niemals aus der Sucht befreien können.

Nun wollen wir genauer darauf eingehen, weshalb Sie glauben, das Aufhören müsse schwer sein.

ERWIESENES SCHEITERN

Vermutlich kennen Sie andere Trinker oder Menschen mit Problemen wie Rauchen oder Spielsucht, die vergeblich versucht haben, ihre Sucht zu überwinden. Vielleicht haben Sie auch selbst schon einen Versuch hinter sich, sind aber wieder in die Falle geraten, weil Sie der Versuchung einfach nicht widerstehen konnten.

Jeder gescheiterte Versuch, sich aus einer Sucht zu befreien, ist ein herber Rückschlag. Ihre Selbstachtung, um die es sowieso nicht gut bestellt ist, weil sich ein Süchtiger stets hilflos fühlt, sinkt noch weiter. Sie nehmen das Scheitern persönlich und halten sich für armselig und schwach, während alle anderen das Leben scheinbar ohne solche Probleme meistern und Ihnen hoffnungslos überlegen vorkommen. Gleichzeitig verstärkt sich so der Eindruck, Ihre Sucht sei ein Gefängnis, aus dem Sie niemals werden entkommen können.

Unter einem solchen Fehlschlag leidet nicht nur die gescheiterte Person selbst – jeder, der von einem erfolglosen Aufhörversuch erfährt, sieht sich in der Überzeugung bestätigt, das Aufhören müsse unglaublich schwer sein. Dabei sind diese Menschen zumeist in vielerlei Hinsicht starke Persönlichkeiten. Niemand wird süchtig, nur weil er schwach ist. Viele hochintelligente, zielstrebige, mutige und starke Menschen leiden unter einer Sucht und sehen sich nicht in der Lage, dieser zu entkommen – einfach deshalb, weil sie es mit einem falschen Ansatz versuchen.

DEN WILLEN VERLIEREN

Zu Beginn habe ich erklärt, dass Sie das Entkommen aus der Falle positiv sehen müssen, damit Sie Ihr Alkoholproblem überwinden können. Vielleicht haben Sie das so verstanden, dass Sie besonders willensstark sein müssten. Das vermuten viele Menschen, doch diese Annahme ist falsch und kann sogar dafür sorgen, dass der Süchtige für den Rest seines Lebens in der Falle bleibt.

Sie müssen unbedingt verstehen, dass Sie keine Willenskraft benötigen, um Ihre Sucht zu überwinden. Wer bei einem Aufhörversuch scheitert, geht meist davon aus, es habe an Willenskraft gefehlt. So entsteht die Überzeugung, man sei irgendwie zu schwach, um Erfolg zu haben.

Auch das ist Teil der Gehirnwäsche. Selbst Organisationen, die uns angeblich beim Aufhören »helfen« wollen, verbreiten diesen Irrtum. Nur die Easyway-Methode verrät Ihnen, dass keinerlei Willenskraft nötig ist. Gleichzeitig ist sie die wirkungsvollste Methode, die je erdacht wurde.

Ich habe versprochen, dass Sie Ihr Alkoholproblem mit diesem Buch mühelos und rasch überwinden können. Wenn Sie die letzte Seite erreicht haben und begeistert feststellen, dass Sie endlich frei sind, werden Sie verstehen, was ich damit meine. Im Augenblick jedoch können Sie sich vielleicht noch nicht vorstellen, dass Sie einfach so aufhören können, ohne enorme Willenskraft aufzuwenden oder eine schwere Zeit durchzumachen. Doch glauben Sie mir, es ist wirklich ganz leicht!

Die Entscheidung liegt bei Ihnen: Sie können entweder weiterlesen, die Anweisungen befolgen und selbst herausfinden, ob ich Recht habe, oder Sie können so weitermachen wie bisher, das Elend der Alkoholsucht erdulden und immer tiefer ins Unglück geraten, Geld, Freunde, Besitz und Selbstachtung verlieren und immer näher an den Punkt geraten, an dem das Leben nicht mehr lebenswert erscheint.

Wenn Sie meinen, frühere Aufhörversuche seien an einem Mangel an Willenskraft gescheitert, habe ich sehr gute Nachrichten für Sie: Sie brauchen gar keine Willenskraft. Sie sind gescheitert, weil Sie auf eine Methode gesetzt haben, die nicht funktioniert. Dieses Buch jedoch verrät Ihnen eine Methode, mit der nachweislich viele Millionen Menschen in aller Welt Erfolg hatten. Und vor allen Dingen ist sie ganz einfach.

WAS BIN ICH OHNE ALKOHOL?

Manche Menschen haben nicht nur die falsche Überzeugung, das Aufhören müsse schwer sein, sondern glauben auch, sie müssten auf einen wichtigen Teil ihrer Persönlichkeit verzichten, wenn sie den »Alkohol aufgeben«. Das zeigt ganz deutlich, wie die Sucht unser Urteilsvermögen beeinträchtigen kann. Trotz des Elends, der Unfreiheit, der gesundheitlichen Schäden, der Qualen, des Verlusts an Selbstachtung und all der anderen Schäden, die der Alkohol anrichtet, meinen viele Trinker immer noch, er ließe sie irgendwie attraktiver erscheinen.

Alkohol gilt gemeinhin als »gesellige« Droge, und die meisten Trinker glauben fälschlicherweise, dass sie interessanter, geistreicher und unterhaltsamer wirken, wenn sie etwas getrunken haben. Doch darum geht es hier nicht. Es ist das selbstzerstörerische Verhalten des Trinkers, das häufig als attraktiv dargestellt wird.

Niemand möchte gern als »vernünftig« gelten. Dieses Etikett impliziert langweilig, spießig, vorhersehbar. Wir alle wären gerne etwas »gefährlich« – also aufregend, unberechenbar, niemals öde. In Büchern und Filmen wirken Figuren, die keine Schwäche zeigen, eher unnahbar, während uns Helden mit Fehlern faszinieren. Eine chaotische Figur, die zeit ihres Lebens gegen ihre Dämonen ankämpfen muss, sei es Alkohol, andere Drogen, Glücksspiel oder ein sonstiges Problem, gewinnt in der Regel eher unser Mitgefühl und unsere Zuneigung als jemand, der offenbar stets alles im Griff hat und sich keinerlei Fehltritt erlaubt.

Diese Stereotypen werden durch Filme, Fernsehen, Romane und andere Medien immer wieder bestätigt, sodass es nicht verwundert, dass auch wir uns oft attraktiver fühlen, wenn wir offensichtliche Schwächen haben. Bedeutet das also, dass wir unseren »Charme« oder unser »Charisma« verlieren, wenn wir das Alkoholproblem aus unserem Leben verbannen?

Doch Moment – hatten wir nicht festgestellt, dass Sie sich fast rund um die Uhr bemühen, Ihren problematischen Alkoholkonsum geheim zu halten?

Wenn Ihre Fehler so attraktiv sind, warum verbergen Sie sie dann? Warum stellen Sie sie nicht vor aller Welt zur Schau?

Das tun wir deshalb nicht, weil wir uns dafür schämen, wie das Trinken uns beeinflusst. Alkohol hat zudem schwerwiegende Folgen für die geistige Gesundheit und ruft unter anderem Angstzustände, Depressionen, Neurosen, Paranoia und Demenz hervor. Wir wollen nicht, dass jeder erfährt, dass wir die Kontrolle verloren haben, dass wir das Leben nicht mehr genießen können und in einer Falle sitzen, aus der wir offenbar nicht mehr entkommen können.

An einer Alkoholsucht ist rein gar nichts attraktiv. Wenn Sie das nächste Mal von einem unbekannten Besoffenen angelallt werden oder eine betrunkene Person des anderen Geschlechts Ihnen unerwünschte sexuelle Avancen macht oder wenn Sie miterleben, wie ein Trinker unter Alkoholeinfluss ausfallend oder aggressiv wird, überlegen Sie noch einmal genau, ob Sie das wirklich attraktiv finden.

Auch die Auswirkungen auf Ihre körperliche Gesundheit sind verheerend. Leberzirrhose ist die bekannteste Folge exzessiven Alkoholkonsums, doch Alkohol kann auch zahlreiche andere Leiden hervorrufen, die alles andere als attraktiv sind, zum Beispiel Magengeschwüre, Bauchspeicheldrüsenentzündung, Magenschleimhautentzündung und Impotenz sowie Bluthochdruck, Schlaganfälle und Krebs.

Meinen Sie also wirklich, dass Sie ohne Alkohol weniger attraktiv wirken?

MIT EIGENEN WORTEN: SEAN

Als ich zweiundzwanzig war, starb mein Vater an einer Leberzirrhose. Ich erlebte mit, wie sich sein Zustand rapide verschlechterte, welche Qualen er litt, wie er tobte und wie ihm schließlich eine Vene riss, sodass er in einer Lache aus Blut und Erbrochenem starb. Einen schlimmeren Tod konnte ich mir nicht vorstellen, doch als er starb, war ich selbst schon auf dem besten Wege, ebenfalls alkoholkrank zu werden. Mein Vater war wegen seiner Trunksucht jahrelang krank gewesen, doch das verhinderte nicht, dass ich den gleichen Weg einschlug. Ich glaube, es hat meine Sucht sogar gefördert. Vielleicht konnte ich mir kein anderes Leben vorstellen. Das war mein Schicksal. Ich war Trinker.

Immer wieder gab meine Gesundheit Anlass zur Sorge, dann verzichtete ich stets für einige Wochen oder auch Monate auf Alkohol. Aber ich fing immer wieder an zu trinken. Ich konnte ohne Alkohol einfach nicht leben.

Irgendwie schaffte ich es bis zu meinem vierzigsten Geburtstag, den ich mit einer zehntägigen Sauftour feierte. Schließlich wachte ich im Krankenhaus auf, schweißüberströmt, mit bohrenden Magenschmerzen und unerträglich hämmerndem Kopf.

Als ich meine gelbliche Hautfarbe wahrnahm, erkannte ich die ersten Anzeichen für den Albtraum, den mein Vater durchgemacht hatte. Man sagte mir, ich leide an einer akuten alkoholbedingten Hepatitis, hätte aber Glück – meine Leber könne sich wieder erholen, wenn ich endgültig mit dem Trinken aufhörte. Zudem erfuhr ich, ich sei eine Treppe hinuntergefallen und hätte mir den Schädel gebrochen. Es war ein Wunder, dass ich überhaupt noch lebte.

Das war der Weckruf, den ich gebraucht hatte. In meinem Kopf machte es klick!, und ich begriff, dass ich einen anderen Weg einschlagen konnte als mein Vater. Ich hatte es selbst in der Hand. Ich war immer davon ausgegangen, ich sei zur Alkoholsucht verdammt, doch vor drei Jahren habe ich mit Allen Carr's Easyway aufgehört und vermisse das Trinken kein bisschen.

VERLEUGNEN

Jeder, der zu viel trinkt, wünscht sich, damit aufhören zu können. Da man sich dazu nicht in der Lage fühlt, kommt man sich dumm und schwach vor, und um sich wieder besser zu fühlen, erfindet man Ausreden für das eigene Trinkverhalten.

- »Es schmeckt mir.«
- »Es entspannt mich.«
- »Ich finde es einfach gesellig.«

Mit solchen Vorwänden machen Trinker sich selbst etwas vor. Sie erwecken den Anschein, als könnte der Trinker sich bei jedem einzelnen Anlass aus freiem Willen entscheiden, ob er Alkohol konsumiert oder nicht. Jeder, der ein Alkoholproblem hat, weiß jedoch ganz genau:

SIE HABEN DEN ALKOHOL NICHT IM GRIFF,
SONDERN DER ALKOHOL HAT SIE IM GRIFF.

Allerdings wagen viele Trinker nicht, sich diese Tatsache einzugestehen. Sie erfinden Ausreden für ihren Alkoholkonsum, weil sie den wahren Grund nicht wahrhaben wollen: Sie sitzen in der Falle – in einer Falle namens Alkoholsucht.

Trinker wollen dieser Wahrheit nicht ins Auge sehen, denn dann müssten sie entscheiden, wie es mit ihnen weitergehen soll: Entweder bleiben sie in der Falle und sind weiter unglücklich, oder sie versuchen zu entkommen. Aus Angst vor einem Fluchtversuch bleiben sie lieber, weil die Gehirnwäsche sie zu der Überzeugung verleitet hat, das Entkommen sei eine schwierige, qualvolle Prozedur, nach der sie ein Leben lang Verzicht üben müssen. Diese Aussicht bewirkt, dass sie den »schlimmen Tag« unendlich lange vor sich herschieben.

Sobald Sie jedoch erkannt haben, dass die Flucht weder qualvoll noch schwierig sein muss, sondern das Leben ohne Alkohol auf der Stelle sehr viel schöner wird, stellt sich die Situation vollkommen anders dar. Auf einmal gilt es nicht zwischen zwei Übeln zu wählen, sondern zwischen einem Übel und einer leichten, angenehmen Alternative. Niemand, der ganz bei Trost ist, würde sich freiwillig für Ersteres entscheiden.

DIE LEICHTE WAHL

Wir wissen mittlerweile, was geschehen wird, wenn Sie weiter trinken. Deshalb möchte ich nun das Leben beschreiben, das Sie als glücklicher Nichttrinker erwartet.

Gesundheit
Trinken beeinträchtigt sowohl Ihre seelische als auch Ihre körperliche Gesundheit. Alkohol ruft nicht nur die bereits erwähnten Leiden hervor, sondern wirkt sich

auch darauf aus, wie Sie auf sich achten. Alkoholiker ernähren sich beispielsweise nicht gesund, sondern belasten den Körper mit Junkfood oder vergessen das Essen
manchmal sogar ganz. Auch der Schlaf kommt zu kurz.
Wer aus der Alkoholfalle entkommen ist, kann dagegen
genussvoll essen, gut schlafen und wird sich ganz allgemein wunderbar gesund und glücklich fühlen.

Kontrolle

Wenn Sie Ihr Leben wieder unter Kontrolle haben, können Sie Pläne schmieden, die Sie glücklich machen und
erfüllen. Sie haben dann Ihr Verhalten und Ihr Schicksal selbst in der Hand.

Aufrichtigkeit

Ohne Ihre Sucht hat die Heimlichtuerei ein Ende, Sie
müssen nicht mehr verbergen, was Sie so treiben, Ihre
Liebsten nicht mehr anlügen und nicht mehr insgeheim
Geld für Ihre Sucht abzwacken. Somit sind Sie deutlich
weniger gestresst und aggressiv.

Selbstachtung

Ihr Verhalten gegenüber anderen und die Erkenntnis,
dass Sie kein Sklave des Alkohols mehr sind, werden
dazu führen, dass Sie sich viel wohler in Ihrer Haut fühlen. Immer, wenn Sie an Ihre erfolgreiche Flucht aus der
Alkoholfalle denken, werden Sie vor Stolz und Glück
nur so strotzen.

Zeit

Wenn sich Ihr Leben nicht mehr um den nächsten Drink dreht, werden Sie viel mehr Zeit für Dinge zur Verfügung haben, die Ihnen wirklich Freude machen.

Geld

Denken Sie nur einmal daran, wie viel Geld Sie sparen werden. Im Schnitt geben wir im Laufe des Lebens etwa 70 000 Euro für Alkohol aus. Bei Menschen, die regelmäßig übermäßig viel trinken, liegt diese Zahl jedoch viel höher, oft bei bis zu 300 000 Euro. Malen Sie sich nur einmal aus, was man mit dieser Summe alles Schönes machen könnte!

Diese vielen wunderbaren Vorteile erwarten Sie, wenn Sie der Alkoholfalle entkommen. Dazu brauchen Sie keine Willenskraft und müssen weder leiden noch Verzicht üben. Sie müssen lediglich mit den Illusionen aufräumen, die Sie überhaupt erst in diese Falle gelockt haben, dann wird es ganz leicht. Es wird Ihnen sogar Freude machen.

Aber wie können Sie sich sicher sein, dass ich Recht habe und Sie nicht ebenfalls einer Gehirnwäsche unterziehen will? Das werde ich in den nächsten Kapiteln deutlich machen; vorerst möchte ich nur, dass Sie in Betracht ziehen, dass meine Worte wahr sein könnten. Meine zweite Anweisung lautet deshalb:

BLEIBEN SIE AUFGESCHLOSSEN.

Gut möglich, dass Sie sich bereits für aufgeschlossen halten, doch in der Regel sehen wir die meisten Dinge so, wie sie uns von anderen Menschen vermittelt werden.

Den allmorgendlichen Sonnenaufgang beispielsweise deuten Sie als Millionen von Kilometern weit entfernten, brennenden Gasball, der nur deshalb am Himmel erscheint, weil die Erde sich dreht. Woher wissen Sie das? Weil Ihnen Experten aus diesem Bereich äußerst überzeugende Argumente dafür geliefert haben, denen bislang nicht widersprochen wurde, und weil die Erklärung zu dem passt, was Sie beobachten. Vor gar nicht allzu langer Zeit glaubte man, Gott ziehe eine Feuerkutsche über den Himmel. Diese Erklärung lieferten damals die Gelehrten, und sie passte zu dem, was die Menschen sahen.

Schauen Sie sich nun einmal die beiden Tische auf der nächsten Seite an. Einer ist quadratisch, der andere rechteckig.

Wenn ich behauptete, dass beide Tische genau die gleichen Maße haben, wären Sie sicherlich sehr skeptisch, oder? Schließlich sind Sie bereits überzeugt davon, dass der eine Tisch quadratisch ist und der andere rechteckig – das hatte ich angekündigt und passt zu dem, was Sie sehen.

Es ist jedoch eine Tatsache, dass beide identisch sind. Wenn Sie mir nicht glauben, können Sie das mit einem Lineal nachmessen. Unglaublich, oder?

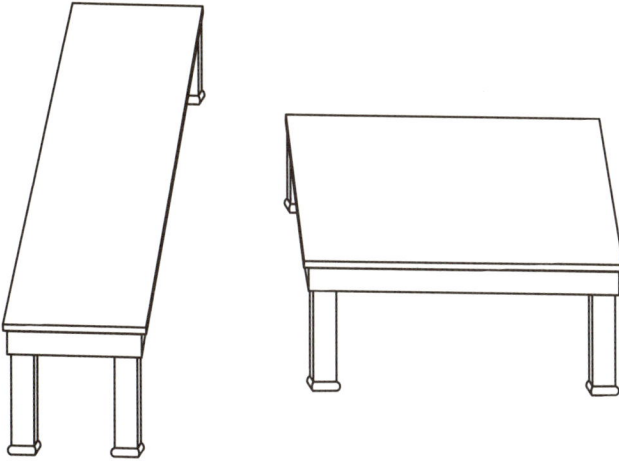

Mit dieser Sinnestäuschung will ich Ihnen deutlich machen, wie sich unser Gehirn dazu verleiten lässt, Falsches als wahr zu akzeptieren.

Als Sie mit dem Trinken anfingen, waren Sie überzeugt davon, dass Sie sich aus freiem Willen dazu entschieden hatten – aber was, wenn Sie Ihre Entscheidung aufgrund falscher Informationen getroffen haben?

Während Sie dieses Buch lesen, sollten Sie stets diese beiden Tische im Sinn behalten und aufgeschlossen bleiben, damit Sie auch dann, wenn ich etwas darlege, das Sie nur schwer glauben können, nicht ausschließen, dass ich Recht haben könnte.

- Durch Gehirnwäsche gelangen wir zu der Überzeugung, man könne das Leben ohne Alkohol nicht genießen.
- Weil das Aufhören mit bloßer Willenskraft nicht gelingt, verstärkt sich die Illusion, es sei sehr schwer.
- Man braucht keine Willenskraft, um sich aus der Sucht zu befreien.
- Übermäßiger Alkoholkonsum ist nicht attraktiv.
- Süchtige lügen sich selbst etwas vor, um die wahren Gründe für das Trinken zu verbergen.
- Führen Sie sich vor Augen, welche wunderbaren Vorteile Sie erwarten, wenn Sie aufhören.
- Bleiben Sie aufgeschlossen.

3.

Erste Schritte Richtung Freiheit

~~~~~~~~~~~~~~~~~~~~~~~~~~~~~~~ **IN DIESEM KAPITEL** ~

- Eine neue Einstellung
- Sucht
- So funktioniert die Easyway-Methode
- Frei werden und bleiben
- Den Alkohol durchschauen
~~~~~~

Ihre Flucht aus der Alkoholfalle hat bereits begonnen. Nun müssen wir die Gehirnwäsche abstellen, die für Ihr Verlangen nach einem Drink verantwortlich ist.

Früher ging es mir genauso wie Sean: Wegen einer Angewohnheit, die ich einfach nicht loswurde, hatte ich mich mit einem frühen Tod abgefunden. Mein Problem war das Rauchen. Ich hatte mit angesehen, wie es meinen Vater das Leben kostete, und ging davon aus, dass mir das gleiche Schicksal bevorstand. Immer wieder versuchte ich vergeblich, damit aufzuhören, doch das Verlangen nach Zigaretten war einfach zu stark.

Manchmal gelang es mir, monatelang auf das Rauchen zu verzichten, aber irgendwann fing ich immer wieder damit an. Es war, als wäre ich in einer Grube mit rutschigen Wänden gefangen, aus der ich mich wieder und wieder mühsam nach oben arbeitete – doch immer, wenn ich dachte, ich hätte es fast geschafft, rutschte ich ab und glitt wieder zurück, als würde mich eine unsichtbare Kraft in die Tiefe ziehen.

Dann jedoch geschah etwas, das mir wie durch ein Wunder ein sofortiges Entkommen ermöglichte. Dabei war es gar kein Wunder, sondern lediglich eine beiläufige Bemerkung, die mich erkennen ließ, dass das Rauchen keine Angewohnheit, sondern eine Sucht war. Diese Sucht war die unsichtbare Kraft, die mich wieder und wieder zurück in die Grube zog. Sobald ich das durchschaut hatte, konnte ich meine Sucht sofort und für immer besiegen. Warum? Weil sich meine Sichtweise auf das Problem vollkommen verändert hatte.

Bis dahin war das Rauchen für mich lediglich eine Angewohnheit gewesen, wenn auch eine besonders unangenehme, die ich einfach nicht ablegen konnte. Ich hatte angenommen, Rauchen müsse irgendeinen Vorteil bringen, denn weshalb sonst sollte mir das Aufhören nicht gelingen? Immerhin sprachen überzeugende Gründe dagegen: gesundheitliche Probleme, Kosten, übler Geruch, die Verzweiflung meiner Familie.

Mein Fehler lag darin, dass ich nach einem logischen Grund für meinen Zigarettenkonsum suchte. Mir war nicht klar, dass die Droge mein logisches Denken verzerrt hatte. Sobald ich mein Rauchproblem als Drogensucht durchschaut hatte, begriff ich, wie die Falle funktionierte.

WAS IST SUCHT?

Wenn es um die eigene Person geht, vermeidet man zumeist nicht nur das Wort »Alkoholiker«, sondern spricht auch nicht gerne von »Sucht«. Sicher ist Ihnen aufgefallen, dass ich den Begriff in diesem Buch bislang schon etliche Male benutzt habe, und vielleicht hat Sie das ein wenig beunruhigt. Gut möglich, dass Sie sich unter einem Süchtigen einen jämmerlichen Junkie vorstellen, der völlig benebelt in einer Ecke kauert oder unkontrolliert zittert, weil er keinen Stoff für den nächsten Schuss hat. Ich muss zugeben, dass es mir ganz genauso ging, wenn ich keine Zigaretten mehr hatte, und ich habe schon oft genug Trinker gesehen, die ein ganz ähnliches Verhalten zeigten, weil sie dringend Alkohol brauchten. Das Wort Sucht sollte man nicht meiden. Für mich war es der Schlüssel, der den Weg in die Freiheit bedeutete, weil es mir zwei entscheidende Fakten verdeutlichte, die mich am Aufhören hinderten:

1. Ich war nicht charakterschwach.
2. Die Zigarette hatte keine geheimnisvollen Eigenschaften.

Beide Überzeugungen hatten mich zu der Annahme verleitet, ich könne einfach nicht aufhören. Sobald ich erkannt hatte, dass mein Problem die Drogensucht war, konnte ich mich mit einigen wenigen Schritten befreien.

Meine Sucht war das Rauchen, aber jede Sucht funktioniert nach dem gleichen Prinzip. Die Wirkung der Droge setzt Ihre normalen Mechanismen zur Stressbewältigung außer Kraft, deshalb suchen Sie immer häufiger Hilfe bei der Droge und kommen ohne sie immer schlechter zurecht. Nicht bei allen Süchten sind Drogen wie Alkohol oder Nikotin im Spiel. Bei der Spielsucht beispielsweise ruft die »Droge« des Wetteinsatzes genau das Gefühl der Abhängigkeit hervor, das ich gerade beschrieben habe. Je tiefer man in die Falle geraten ist, desto schwerer wird es, einen Ausweg zu finden.

DIE SUCHT MACHT SIE BLIND FÜR DIE REALITÄT.

Wenn Sie nicht mit dem Trinken aufhören können, obgleich Sie wissen, wie sehr es Ihnen schadet, ist das ein sicheres Zeichen für eine Sucht. Wie bei allen Süchten ist es die Illusion, die Droge bedeute echten Genuss oder habe einen Nutzen, die Sie in der Falle hält. Trinker leiden unter der Illusion, Alkohol diene der Entspannung, mache mutig, redegewandter und unterhaltsamer. Dabei ist es in Wirklichkeit genau umgekehrt.

Wenn der Alkohol Ihren Körper verlässt, verkrampfen Sie. Es gibt äußerst effektive Mittel zur Stressbekämpfung, aber unsere vom Alkohol geprägte Gesellschaft hat uns durch die Gehirnwäsche leider zu der Überzeugung verleitet, Alkohol helfe besonders gut. Deshalb sorgen wir nicht für echte Entspannung, sondern tun genau das, was garantiert noch mehr Stress verursacht: Wir trinken noch mehr Alkohol. Und so nimmt ein Teufelskreis seinen Lauf.

*WAS WIR ALS GENUSS DEUTEN,
IST IN WIRKLICHKEIT DIE LINDERUNG
DER ENTZUGSSYMPTOME.*

Alkoholkonsum verschafft vorübergehend Erleichterung von dem unangenehmen Gefühl, das sich einstellt, wenn der Körper einen Alkoholentzug erlebt – ein Gefühl, das Abstinenzler überhaupt nicht kennen. Deshalb gilt:

*TRINKER TRINKEN, DAMIT SIE SICH
WIE NICHTTRINKER FÜHLEN!*

Wenn Sie die schlichte Wahrheit begreifen und akzeptieren, dass Trinken keinerlei Vorteil für Sie bringt, werden Sie erkennen, dass es kein Opfer und keinen Verzicht bedeutet, wenn Sie künftig nicht mehr trinken – es wird Ihnen ganz leicht fallen.

SO FUNKTIONIERT DIE EASY-WAY-METHODE

Jeder Trinker, der dieses Buch zur Hand nimmt, will hinter das Geheimnis dieses Wundermittels kommen, mit dem sich das Alkoholproblem lösen lässt – vermutlich fragen Sie sich, wieso ich es nicht bereits im ersten Kapitel verrate. Ich hoffe jedoch, dass Sie mittlerweile erkennen, dass sich diese Erwartung auf zwei Irrtümer gründet:

1. Es gibt kein Geheimnis.
2. Es gibt kein Wundermittel.

Die Easyway-Methode setzt auf unbestreitbare Logik, um die Gehirnwäsche zu beseitigen, die uns in der Alkoholfalle gefangen hält. Sie lässt uns die Wahrheit erkennen und stellt dadurch jedes Verlangen nach einem Drink ab. Der Schlüssel sind die Anweisungen, die ich Ihnen im Laufe des Buches gebe und die, wie in Kapitel 1 erläutert, wie die Kombination zu einem Zahlenschloss verwendet werden müssen. Die Kombination funktioniert nur, wenn jede Anweisung verstanden und umgesetzt wird.

Die ersten beiden Anweisungen habe ich bereits erteilt, und damit haben Sie schon die ersten Schritte Richtung Freiheit getan. Bitte haben Sie jedoch noch etwas Geduld. Der Schlüssel zum endgültigen Entkommen liegt nicht im letzten oder im ersten Kapitel oder in einem anderen speziellen Abschnitt – das gesamte Buch ist der Schlüssel.

Mit dem Schlüssel wird die Illusion aufgehoben, Aufhören bedeute ein Opfer. Dazu müssen wir Ihre gesamte Einstellung ändern. Lassen Sie uns deshalb ermitteln, wieso Sie als Trinker eine falsche Sichtweise haben, diese Sichtweise abstellen und dafür sorgen, dass Logik und Verstand mit der Gehirnwäsche aufräumen, der Sie seit Ihrer Kindheit ausgesetzt sind.

ALLGEGENWÄRTIGE GEFAHR

Ein Alkoholsüchtiger sitzt in der Falle wie jemand, der in eine Fußangel getappt ist. Gemeinsam haben wir alles, was wir brauchen, um ihn zu befreien: Er hat das starke Verlangen, wieder frei zu sein, und ich habe den Schlüssel, der ihn befreien kann. Er muss lediglich meine Anweisungen befolgen.

Sobald er frei ist, lauert jedoch eine weitere Gefahr: Die Falle ist immer noch da, und wir müssen dafür sorgen, dass er nicht noch einmal hineingerät.

DAUERHAFTER ERFOLG

Wer an einer Sucht leidet, sei es nach Alkohol, Zigaretten oder Glücksspiel, hört oft zeitweise auf und fängt dann wieder an. Der erste Schritt besteht also darin, ein Entkommen aus der Falle zu ermöglichen, doch danach muss sichergestellt werden, dass Sie nicht wieder hineintappen. Dazu müssen Sie verstehen, wie die Falle arbeitet.

Im Gegensatz zu einer Fußangel wirkt die Alkoholfalle psychologisch. Sie existiert lediglich im Kopf – eine Illusion, entstanden durch eine Kombination aus chemischem Alkohol und massiver Gehirnwäsche. Wie bei dem Trugbild mit den beiden Tischen im vorangegangenen Kapitel hat man Ihnen eine falsche Sicht auf die Realität vermittelt, um Ihnen weiszumachen, Trinken bedeute echten Genuss oder biete einen Vorteil, während das Aufhören Leiden und Verzicht mit sich bringe. Doch nach Ihrer Erfahrung mit den beiden Tischen sind Sie mittlerweile hoffentlich offen für den Gedanken, dass diese Überzeugungen falsch sein könnten. Zudem sollten Sie bedenken, dass zehn Prozent aller Erwachsenen ihr Leben lang niemals in die Alkoholfalle geraten, obgleich sie einer massiven Gehirnwäsche ausgesetzt sind. Das zeigt uns den wahren Unterschied zwischen Trinkern und Nichttrinkern. Klar ist, dass die einen trinken und die anderen nicht, aber es steckt noch mehr dahinter.

DER ENTSCHEIDENDE UNTERSCHIED ZWISCHEN TRINKERN UND NICHTTRINKERN BESTEHT DARIN, DASS LETZTERE KEIN VERLANGEN NACH ALKOHOL HABEN.

Niemand zwingt Sie zum Trinken. Niemand fordert Sie mit vorgehaltener Waffe dazu auf. Sie sehen die Flasche, gießen sich etwas ein, führen das Glas an die Lippen. Dass ein Teil Ihres Gehirns sich wünscht, Sie würden es nicht tun, oder nicht verstehen kann, wieso Sie sich so verhalten, ändert nichts an dieser Situation.

Die Easyway-Methode sorgt dafür, dass Sie dauerhaft aus der Falle entkommen, weil Ihr Verlangen nach Alkohol abgestellt wird.

Die zehn Prozent, die zeit ihres Lebens niemals in die Alkoholfalle geraten, sind der gleichen Gehirnwäsche ausgesetzt wie alle anderen und deshalb insgeheim wahrscheinlich auch davon überzeugt, dass Trinken einen bestimmten Vorteil bringen müsse. Genau wie Sie wissen auch diese Menschen, welche verheerenden Folgen Alkoholkonsum haben kann, und ziehen deshalb den logischen Schluss, dass sie sich dieses Unheil lieber ersparen möchten. Sie können auf die Kraft der Vernunft setzen, weil ihre Vernunft glücklicherweise nicht durch die Sucht getrübt ist.

DIE EASYWAY-METHODE ERFORDERT KEINE WILLENSKRAFT, UM DER VERSUCHUNG ZU WIDERSTEHEN, SONDERN STELLT JEGLICHE VERSUCHUNG AB.

Solange Sie nach wie vor Verlangen nach Alkohol verspüren, werden Sie ein Gefühl des Verzichts erleben, wenn Sie aufhören. Sie werden dieses Gefühl des Verzichts mit Willenskraft bekämpfen müssen und ständig Gefahr laufen, erneut in die Falle zu geraten.

Die Easyway-Methode stellt das Verlangen nach Alkohol dauerhaft ab, sodass Sie keinerlei Verzicht mehr empfinden und der Versuchung nicht widerstehen müssen.

Wenn Ihnen das unmöglich erscheint, liegt das an Ihrer verzerrten Sichtweise auf den Alkoholkonsum. Nichttrinker haben kein Verlangen nach Alkohol, und bevor Sie in die Falle getappt sind, ging es Ihnen selbst genauso. Zudem gibt es viele Millionen von Extrinkern, die ein Entkommen niemals für möglich gehalten hätten, mittlerweile jedoch frei sind und sich nicht mehr nach Alkohol sehnen.

Bald werden auch Sie dazugehören.

DURCHSCHAUEN SIE DEN ALKOHOL

Die Heroinfalle erkennen wir mühelos. In unserer Jugend bläut man uns unmissverständlich ein, was Heroin

bedeutet: SUCHT! UNFREIHEIT! ARMUT! ELEND! AB-
STIEG! TOD! Alkohol dagegen wird vollkommen anders
dargestellt. Fröhliche, schöne Menschen, die sich amüsieren oder cool und überlegen auftreten und dabei keineswegs gestresst oder verängstigt wirken, sondern das
Leben in vollen Zügen genießen. Die Botschaft ist eindeutig: »Alkohol macht glücklich.«

Teilen Sie diese Meinung? Vermutlich nicht, denn
sonst würden Sie dieses Buch nicht lesen. Es ist höchste
Zeit, mit diesen Illusionen endgültig aufzuräumen, damit Sie Alkohol nicht mehr als Genuss oder Hilfsmittel
sehen, sondern ihn genauso durchschauen wie Heroin.
Wenn Sie das Buch durchgelesen haben, wird sich Ihre
Einstellung grundlegend geändert haben – Sie werden
dann nicht bedauern, dass Sie nicht mehr trinken dürfen, sondern überglücklich sein, weil Sie es nicht mehr
müssen.

Wenn Ihnen klar ist, wieso ein Heroinsüchtiger völlig
falschliegt, wenn er sich vom nächsten Schuss die Lösung seiner Probleme erhofft, sind Sie bereits auf dem
besten Weg, Ihr eigenes Problem zu lösen. Dieses Buch
soll Ihnen dabei helfen, die Gehirnwäsche rückgängig
zu machen, die Sie in die Trinkfalle geführt hat. Es wird
Ihnen deutlich machen, dass Trinken Ihre Sorgen nicht
lindert, sondern überhaupt erst verursacht. Sie sollten
den Kopf nicht hängen lassen, denn schon bald werden
Sie das Leben als Nichttrinker genießen. Sie haben allen Grund zur Freude.

Ihre Entscheidung für dieses Buch macht deutlich, dass Sie auf Ihrem Weg nach unten einen Punkt erreicht haben, an dem Ihnen klar ist, dass es so nicht weitergehen kann. Vielleicht haben Sie diesen Punkt schon vor langer Zeit erreicht, wussten aber nicht, wie Sie Ihre Sucht überwinden sollten. Nun wollen Sie sich befreien, Sie wollen mit dem Trinken aufhören und das Leben endlich frei von der Herrschaft des Alkohols genießen. Dieses Buch liefert Ihnen sämtliche Anweisungen, die Sie für Ihr Entkommen brauchen. Es ist höchste Zeit, dass Sie die elende Alkoholsucht hinter sich lassen und sich darauf freuen, was Ihnen bevorsteht.

Meine dritte Anweisung lautet:

STARTEN SIE VOLLER VORFREUDE!

Von nun an denken Sie bitte nicht mehr, dass ein Entkommen schwer und qualvoll sein muss. Das ist nur ein Mythos. Blicken Sie Ihrer baldigen Freiheit genauso entgegen, wie eine Geisel es tun würde. Denken Sie an das Licht, den Raum, die Freiheit, das Glück. Denken Sie an Ihre Freunde und Angehörigen und an das Leben, das Sie mit ihnen gemeinsam genießen werden. Spüren Sie, wie die Begeisterung wächst, weil die Freiheit näher rückt. Ihnen steht nichts mehr im Wege. Befolgen Sie einfach weiter die Anweisungen, dann ist Ihr Entkommen garantiert.

ZUSAMMENFASSUNG

- Ihre Sucht ist weder persönliche Schwäche, noch beruht sie auf irgendeiner geheimnisvollen Wirkung des Alkohols. Sie ist eine Falle.
- Die Alkoholfalle existiert nur in Ihrem Kopf.
- Um dauerhaft zu entkommen, müssen wir das Verlangen nach Alkohol abstellen.
- Freuen Sie sich! Sie sind auf dem besten Weg, Ihr Problem zu lösen.

4.

Deshalb trinken Sie

Wieso wirkt Alkohol überhaupt verlockend, obwohl doch allgemein bekannt ist, dass er Gesundheit und Wohlbefinden beeinträchtigt?

Zuallererst sollten wir unter die Lupe nehmen, wieso wir überhaupt mit dem Trinken anfangen. Jeder weiß, welch katastrophale Folgen Alkohol haben kann. Es ist allgemein bekannt, dass er selbst bei sogenanntem »normalem« Trinkverhalten sämtliche Körperfunktionen beeinträchtigt, insbesondere die Sinne und das Koordinationsvermögen. Wenn man hört, wie junge Leute über Alkoholkonsum reden, hat man den Eindruck, dass diese Wirkung durchaus erwünscht ist:

»Heute saufe ich mich besinnungslos.«

»Wir trinken, bis wir nicht mehr stehen können.«

»Komm, wir schießen uns ab.«

Im Kindesalter, wenn unser Wissen noch relativ beschränkt ist, geben wir uns mit harmlosen Spielchen zufrieden. Als Erwachsene jedoch, wenn wir eigentlich viel vernünftiger sein sollten, setzen wir uns ganz gezielt großen Gefahren aus. Wieso nur?

Dieses Paradox ist auf ein psychologisches Phänomen zurückzuführen, das jeder Mensch mehr oder weniger stark empfindet: das Gefühl, dass etwas fehlt. Dieses Gefühl setzt bereits mit der Geburt ein und dauert ein Leben lang an, bei manchen mehr, bei anderen weniger. Ich nenne es »die Leere«.

Gemeint ist damit Folgendes: Nach dem Schock der Geburt suchen wir verzweifelt nach Geborgenheit. Wir wenden uns an unsere Mutter, die uns beschützt. Als kleine Kinder leben wir in einer behüteten Traumwelt fernab der unbarmherzigen Realitäten und bleiben hilflos und verletzlich.

Irgendwann jedoch müssen wir feststellen, dass es weder den Weihnachtsmann noch den Osterhasen gibt. Schlimmer noch, wir finden heraus, dass das Leben nicht ewig währt. Die Erkenntnis, dass wir sterben müssen, macht uns große Angst. Gleichzeitig werden wir aus der Geborgenheit unseres Zuhauses hinaus in die Schule gedrängt, die neue Ängste und Unsicherheiten mit sich bringt. Als Teenager sehen wir unsere Eltern kritischer, und uns geht allmählich auf, dass diese nicht die unerschütterlichen Pfeiler der Macht sind, für die wir sie immer gehalten haben. Auch sie haben Schwächen, Fehler und Ängste, genau wie wir.

Diese Desillusionierung ruft eine Leere in unserem Leben hervor, die wir in der Regel mit Popstars, Filmstars, Fernsehgrößen oder Sportlern füllen. Wir erschaffen uns unsere eigene Phantasiewelt. Wir vergöttern diese Menschen und schreiben ihnen Eigenschaften zu, die weit über die tatsächlich vorhandenen hinausgehen. Wir versuchen, uns in dem Glanz zu sonnen, den unsere Idole ausstrahlen. Damit entwickeln wir uns nicht zu kompletten, starken, sicheren und einzigartigen Persönlichkeiten, sondern bleiben Anhänger, manipulierbare Fans, die sehr anfällig für Suggestion sind.

Diese Unsicherheit und Instabilität sorgt dafür, dass wir nach einer Stütze suchen, nach einer kleinen Aufmunterung. Instinktiv orientieren wir uns dabei an unseren Vorbildern und ahmen natürlich das nach, was diese offenbar unter Entspannung und Genuss verstehen: Rauchen, Trinken, Glücksspiel und so weiter.

BERÜHMTE VORBILDER

Wie oft sieht man Stars in Aufklärungskampagnen, die vor den Gefahren des Alkohols warnen? Längst nicht so häufig, wie wir sie Werbung für Hochprozentiges machen sehen! Trinken ist nach wie vor ein fester Bestandteil des High-Society-Lifestyles und hat vor allem bei Frauen extrem zugenommen. Während es unter den ersten Showbiz-Größen noch als unfein galt, als Frau offensichtlich betrunken zu sein, ist heute fast allwöchentlich zu sehen, wie ein Model oder eine Sängerin aus einem Nachtclub in ein Auto torkelt. Meinen Sie, das wirkt auf junge Mädchen abschreckend? Ganz im Gegenteil, es verstärkt den Mythos, Trinken sei »angesagt«.

Ein weiterer wichtiger Einfluss ist unser Freundeskreis. Auch wenn wir insgeheim eine andere Einstellung zum Thema Alkohol haben, ist der Gruppenzwang unglaublich groß, wenn alle Freunde trinken. Schließlich gilt Alkohol als gesellige Droge, die Droge, die man in der Gruppe konsumiert, damit alle gleichzeitig betrunken sind. Wer dabei nicht mitmacht, ist ein Spaßverderber.

Man kann mit Fug und Recht behaupten, dass Trinken unter Erwachsenen als normal gilt und dass die Nichttrinker die Ausnahme bilden. In dieser Hinsicht unterscheidet sich Alkohol von allen anderen Drogen.

Wir werden also nicht nur durch unsere Vorbilder zum Trinken ermutigt, sondern erleben auch den Gruppenzwang in unserem Umfeld. Wir wollen dazugehören, also trinken wir weiter, und verdrängen dabei alles, was wir über die schädlichen Folgen des Alkohols wissen.

Der Gruppenzwang kann sogar so weit gehen, dass uns unser Wissen um die Gefahren des Alkohols zum Trinken verleitet! Junge Menschen wollen sich beweisen, dass sie mit Gefahren umgehen können, weil sie das als besonders erwachsen empfinden.

Im Kindesalter setzen unsere Eltern alles daran, uns vor Gefahren zu schützen. Sie sorgen für eine unbeschwerte Kindheit, indem sie die Hauptlast des Lebens tragen. Je älter wir werden, desto mehr eignen wir uns deshalb Verhaltensweisen an, die wir für erwachsen halten. Der Umgang mit Gefahren wirkt erwachsen, zumal sich viele Erwachsene damit brüsten, wie gut sie mit gefährlichen Situationen zurechtkommen.

Kein Wunder, dass wir dieses Verhalten nachahmen, wenn wir erstmals in einer Gruppe trinken. Schließlich will man sich vor anderen keine Blöße geben.

DIE VERSTECKTE BOTSCHAFT

Es gibt noch einen weiteren Grund, wieso Warnungen vor Alkoholkonsum und anderen schädlichen Verhaltensweisen dazu führen können, dass wir eben diese Dinge tun. Wieso reicht es uns nicht, dass wir wissen, welch schlimme Schäden Alkohol verursachen kann? Wieso trinken wir weiter, als wäre es das größte Vergnügen der Welt?

Die Antwort liegt in der Gehirnwäsche, der wir seit dem Tag unserer Geburt ausgesetzt sind. Als Teenager stellen wir fest, dass einige der Dinge, vor denen man uns immer gewarnt hat, durchaus angenehm sind. Das macht uns misstrauisch: Wir vermuten, dass das für alles gilt, vor dem man uns gewarnt hat. Wenn wir noch dazu sehen, dass Menschen, die wir bewundern, diese »verbotenen« Dinge tun, bestätigt sich unser Verdacht.

Wir glauben den Warnungen also nicht unbesehen, sondern suchen nach einer versteckten Botschaft: »Wenn manche Leute so etwas trotz aller Warnungen machen, muss es besonders toll sein.«

Die schlichte Wahrheit, die uns niemand verrät, lautet jedoch, dass alle diese Vorbilder – berühmte Persönlichkeiten, Freunde, Eltern – nur deshalb trinken, weil auch sie der Gehirnwäsche ausgesetzt waren und jetzt in der Falle sitzen.

DIE MONSTER IM INNEREN

Ursprünglich hatte ich meine Methode nur für Raucher konzipiert, obgleich mir schon immer klar war, dass sie auch bei Alkoholismus und anderen Süchten helfen würde. Das Prinzip der Sucht ist bei jeder Droge gleich.

Der Süchtige wird zu der Überzeugung verleitet, die Droge biete echten Genuss oder einen Vorteil, obgleich in Wirklichkeit genau das Gegenteil der Fall ist.

Wenn der Alkohol den Körper verlässt, verursacht der Entzug ein unbehagliches Gefühl der Leere, vergleichbar mit einem leichten Jucken. Dieses Gefühl nenne ich das »kleine Monster«. Das kleine Monster entsteht, wenn man Alkohol konsumiert. Es ernährt sich vom Alkohol, und wenn es nicht bekommt, was es will, beschwert es sich. Dieses Gefühl ist kaum spürbar und nur deshalb ein Problem, weil es ein weiteres Monster entstehen lässt.

Dieses zweite Monster ist nicht körperlicher, sondern seelischer Natur. Ich nenne es das »große Monster«, und es entsteht durch eine Kombination aus dem kleinen Monster und der Gehirnwäsche, die Alkohol als echten Genuss oder Vorteil darstellt.

Das große Monster deutet die Beschwerden des kleinen Monsters als Bedürfnis nach Alkohol, und deshalb versuchen Sie, dieses Bedürfnis mit der einen Sache zu befriedigen, die überhaupt erst der Auslöser dafür war.

Wenn Sie Alkohol konsumieren, gibt das kleine Monster eine Zeit lang Ruhe, sodass die Illusion entsteht, der Drink hätte Sie entspannt und glücklich gemacht. Dabei wurde lediglich eine leichte Anspannung und Rastlosigkeit abgestellt. Bevor Sie das kleine Monster schufen, fühlten Sie sich immer ganz okay, Sie brauchten dazu keinen Alkohol. Jetzt brauchen Sie ihn wieder und wieder, nur damit Sie wieder den Normalzustand erreichen.

Allerdings gilt, dass Sie sich niemals wieder so normal fühlen werden wie ganz zu Anfang. Der Körper entwickelt eine Toleranz gegenüber allen Drogen, die süchtig machen, sodass sich die Entzugssymptome niemals ganz abstellen lassen. Deshalb neigt man dazu, immer mehr zu trinken. Je länger Sie versuchen, das kleine Monster mit Alkohol zufriedenzustellen, desto schlechter wird Ihr Wohlbefinden und desto stärker sind Sie auf die Droge angewiesen.

Zufriedenheit lässt sich mit Alkohol nicht erreichen.

SO FUNKTIONIERT ALKOHOL

Alkohol ist ein Betäubungsmittel, und alle Betäubungsmittel unterdrücken Gefühle und Empfindungen. Die meisten Menschen würden sicher bestätigen, dass Alkohol unangenehme Gefühle vorübergehend unterdrücken kann. Wenn das stimmt, wie sollte er dann angenehme Gefühle verstärken? Wenn er negative Gefühle aufgrund unangenehmer Erfahrungen dämpft, müsste er doch auch das positive Gefühl dämpfen, das sich bei angenehmen Erfahrungen einstellt.

Trinker glauben jedoch alles. Irgendwie reden wir uns ein, Alkohol sei eine Art Wunderwaffe, die Sorgen und Kummer auslöscht, angenehme Erfahrungen aber in wundersamer Weise nicht beeinträchtigt oder sogar verstärkt! So etwas ist schlichtweg unmöglich. Alkohol stumpft ab. Wenn Sie versuchen, damit Ihre Sorgen und Nöte zu reduzieren, stellt sich unweigerlich ein Kollateralschaden ein: Auch wahren Genuss können Sie nicht mehr richtig wahrnehmen.

Wäre es nicht viel schöner, die gesamte Bandbreite der menschlichen Empfindungen uneingeschränkt zu erleben?

SIE HABEN NUR EIN LEBEN – LEBEN SIE ES AUS!

WARUM SOLLTE MAN SICH FREIWILLIG »ABSCHIESSEN«?

Was ist so toll daran, betrunken zu sein oder sich, wie man so sagt, »abzuschießen«? Die Begriffe, die wir für Trunkenheit verwenden, sprechen Bände. Viele machen deutlich, dass man seine Körperfunktionen nicht mehr unter Kontrolle hat – zum Beispiel »sturzbesoffen«, »nicht mehr geradeaus laufen können«, »abgestürzt« – oder nicht mehr Herr seiner Sinne ist, sondern »dicht«, »breit«, »zu« oder »benebelt«.

Im medizinischen Wörterbuch von Konradin Mediengruppe wird eine etwas andere Sprache verwendet. Dort lautet die Definition von Trunkenheit »durch Vergiftung eintretende Lähmung des Nervensystems, die zu einem Zustand der Erregung, Hemmungslosigkeit und

Beeinträchtigung der körperlichen und geistigen Fähigkeiten führen kann.«

Auf diese medizinische Definition der Symptome eines Alkoholrausches stieß ich etwa um die Zeit, als meine Katze gerade im Sterben lag. Das zog sich eine Zeitlang hin, und mir fiel auf, dass diese Definition auch auf etliche der Symptome des Sterbens passte: Sie wirkte verwirrt, ihr Reaktionsvermögen wurde langsamer; wir brachten sie ein letztes Mal in den Garten, und die Beine versagten ihr, ihre Sinne ließen sie im Stich, ihr Blick wurde glasig. Entscheidend war jedoch, dass sie sich ganz offensichtlich nicht wohl fühlte – sie hatte unübersehbar Angst.

UNERWÜNSCHTE NEBENWIRKUNGEN

Wir alle sind darauf programmiert, Alkohol für eine tolle Sache zu halten. Stellen wir uns jedoch einmal vor, wie ein Alkoholrausch auf jemanden wirken muss, der niemals die Gehirnwäsche erlebt hat und der nicht ahnt, was ihn erwartet, auf jemanden, der noch keine Toleranz entwickelt hat, nicht an körperlichem Entzug leidet und auch nicht das Bedürfnis verspürt, ein mentales Verlangen zu lindern. Malen wir uns aus, ein solcher Mensch würde dazu verleitet, eine große Menge Alkohol zu konsumieren, und könnte auf einmal nicht mehr richtig denken, laufen, sehen oder reden!

Würde er das als entspannend empfinden?

Wäre das in irgendeiner Weise angenehm?

Nein. Was meinen Sie, wie es jemandem ginge, der unerwartet einen solchen Rausch erlebt?

Vielleicht halten Sie Nichttrinker ja für langweilige Moralapostel, die einfach keinen Sinn für Vergnügen haben. Diese Meinung ist unter Trinkern weit verbreitet – zumindest, solange sie betrunken sind.

Aber teilen Sie diese Ansicht, wenn Sie selbst nüchtern sind und andere Betrunkene erleben?

Wenn Säufer auf der Straße grölen, haben Sie dann den Eindruck, dass sie sich gut amüsieren?

Wenn sich ein Betrunkener im Nachtbus bespuckt, denken Sie dann sehnsüchtig: »Ach, wäre ich doch auch betrunken!«?

Wann können Sie wohl besser durchschauen, was es mit einem Rausch wirklich auf sich hat: wenn Ihr Urteilsvermögen durch eine Droge beeinträchtigt ist oder wenn Sie ihn als Außenstehender betrachten?

Die meisten Menschen kennen folgende Situation: Sie machen sich gerade einen gemütlichen Abend zu Hause, da rufen Ihre Freunde angetrunken aus einer Bar an, um Sie dazu zu drängen, doch auch zu kommen. Haben Sie Lust?

Ihre Freunde sind natürlich fest davon überzeugt, dass sie sich in der Bar viel besser amüsieren als Sie bei sich zu Hause. Aber wie sollten sie es besser wissen? Ihr Urteilsvermögen ist ja getrübt.

TRUNKENHEIT IST KEIN VERGNÜGEN

Welcher der Drinks, die Sie an einem langen Abend zu sich nehmen, scheint am besten zu schmecken? Bei welchem denken Sie genüsslich »Aaaah!« – beim zehnten, beim dritten, beim sechzehnten, beim fünften, beim ersten?

Ist es nicht immer der erste? Und bei welchem Drink sind Sie am wenigsten berauscht? Auch hier ist es der erste, also derjenige, bei dem Sie den Rausch kaum wahrnehmen.

Sie empfinden also den größten Genuss, wenn Sie noch gar nicht richtig berauscht sind – bedeutet das nicht zwangsläufig, dass das angenehme Gefühl nicht durch den Rausch ausgelöst wird?

Bei welchem Drink des Abends ist der Genuss am geringsten?

Ist es nicht der letzte? Ist das nicht der Drink, bei dem Sie so gut wie keinen Genuss mehr verspüren? Oft fühlen Sie sich dabei unendlich schlecht, weil sich Ihr Kopf dreht oder Sie sich in den Rinnstein übergeben müssen. Und bei welchem Drink des Abends waren Sie am stärksten berauscht? Eindeutig beim letzten. Halten wir also fest: Sie verspüren besonders starken Genuss, wenn Sie am wenigsten berauscht sind, und so gut wie keinen Genuss, wenn der Rausch besonders stark ist. Ein sehr starker Rausch ist oft sogar sehr unangenehm.

Damit steht fest, dass Sie nicht den Rausch an sich genießen.

Wenn dem so wäre, müsste es umgekehrt sein: Der erste Drink würde so gut wie keinen Genuss bedeuten, der letzte dafür umso mehr.

Wenn Sie persönlich beim zweiten oder dritten Glas den größten Genuss empfinden, dann ist Ihre Toleranz bereits so stark ausgeprägt, dass Sie mehr als einen Drink benötigen, um eine Wirkung auf das kleine Monster zu erreichen – genau wie ein Kettenraucher morgens mehrere Zigaretten hintereinander braucht, um ein Gefühl der Erleichterung zu empfinden. Zudem dauert es etwa sieben Minuten, bis der Alkohol das Gehirn erreicht; also nimmt Ihr Gehirn den Alkohol aus dem ersten Drink möglicherweise erst dann wahr, wenn Sie bereits beim zweiten oder dritten Glas sind.

Hier werden zwei vollkommen unterschiedliche Dinge durcheinandergebracht. Wir gehen davon aus, dass der sogenannte Genuss und der Rausch ein und dasselbe sind. Das stimmt jedoch nicht. Wir nehmen an, dass der Rausch den Genuss hervorruft. Auch das ist falsch. Wir deuten die Linderung unseres Verlangens als angenehme Wirkung der Droge. Den leichten Rausch nehmen wir wahr, wenn die körperlichen Entzugssymptome etwas nachlassen und das mentale Verlangen gerade gestillt wurde. Der Rausch wird also mit der Erleichterung assoziiert, und damit ist es kein Wunder, dass er uns angenehm erscheint. Wir halten das Abklingen der Entzugssymptome für den Rausch. Wir meinen, Rausch und Genuss seien das Gleiche. Doch das ist falsch.

ALKOHOL VERSCHAFFT KEINEN ECHTEN GENUSS

Ein Rausch verschafft keinen echten Genuss. Wenn er angenehm erscheint, dann nur deshalb, weil Sie ihn genau dann wahrnehmen, wenn die Entzugssymptome verschwinden.

Die meisten Trinker meinen, das Gefühl von Genuss entstehe durch die Droge – durch den Rausch. Sie behaupten sogar, Genuss und Rausch seien identisch. Ich möchte Ihnen beweisen, dass es sich dabei um zwei grundlegend verschiedene Dinge handelt.

Sie können das eine durchaus ohne das andere verspüren. Sicher werden Sie zugeben, dass Sie einen Rausch erleben können, ohne dabei Genuss zu empfinden: Ihre allerersten Erfahrungen mit Alkohol zum Beispiel und vermutlich viele weitere Erlebnisse danach. Wer sich in den Rinnstein übergeben muss, verspürt keinen großen Genuss, nicht wahr?

Oder stellen wir uns einmal vor, Sie sind sturzbetrunken und lassen sich auf eine Diskussion mit Ihrem Partner oder Ihrer Partnerin ein – das ist meist auch nicht besonders angenehm.

Sie können also berauscht sein, ohne Genuss zu empfinden.

Andererseits können Sie auch den vermeintlichen Genuss eines Rausches erleben, ohne berauscht zu sein. Das ist sogar möglich, ohne überhaupt Alkohol zu konsumieren. Zahlreiche ausgeklügelte Experimente mit Placebos haben nachgewiesen, dass Menschen nach einem Softdrink die Illusion eines angenehmen Rausches verspüren können, den sie für einen Alkoholrausch halten. Konsumieren sie dagegen ein alkoholisches Getränk, das sie für einen Softdrink halten, bleibt das Rauschgefühl aus. So mächtig ist das große Monster.

DESHALB TRINKEN WIR WEITER

Wir fangen mit dem Trinken an, weil wir neugierig sind, Gruppenzwang verspüren oder davon ausgehen, dass es ein Genuss sein muss. Wir wissen nicht genau, wie dieser Genuss sein sollte, aber wir wollen nichts verpassen und probieren deshalb Alkohol. Den meisten Menschen ist noch gut in Erinnerung, wie schlecht der erste Schluck schmeckte. Wären wir nicht durch die Gehirnwäsche geprägt, würden wir ihn ausspucken und nie wieder einen Tropfen anrühren. Doch das tun wir nicht, sondern wir halten durch. Wir setzen uns über sämtliche Instinkte hinweg und trinken mehr von diesem üblen Gift, bis uns der Geschmack nicht mehr anwidert. Die Wirkung ist besonders unangenehm, weil wir ganz benommen sind, sich alles um uns herum dreht und wir Kopfschmerzen und einen trockenen Mund bekommen.

Dieser Vorgang ist ganz unglaublich, und dennoch machen ihn neunzig Prozent der Erwachsenen durch.

Wenn wir, wie oben dargestellt, bei den ersten Drinks keinen echten Genuss verspüren, warum trinken wir dann weiter? Wieso führt diese erste Erfahrung nicht dazu, dass wir es für immer sein lassen?

Im Kindesalter sehen wir Erwachsene als robuste, willensstarke Menschen. Sie geben nicht so leicht auf. Wenn sie meinen, dass es sich lohnt, für etwas zu kämpfen, dann kämpfen sie. Wer erwachsen wirken will, muss es ihnen gleichtun. Zwar ist es eine Qual, am Alkohol »Geschmack zu finden«, aber wir wollen nicht schon an der ersten Hürde scheitern. Wir werden es schaffen! Wir sind überzeugt, dass das Trinken unglaublichen Genuss bieten muss, da wir es überall in der Gesellschaft erleben. Wenn wir diesen Genuss beim ersten Mal nicht empfinden, haben wir uns wohl nicht genug Mühe gegeben!

Also trinken wir wieder und wieder, immer größere Mengen. Wir sind in die Falle getappt.

SIE TRINKEN WEITER, WEIL SIE EINEM UNERREICHBAREN ZIEL HINTERHERJAGEN.

Dieses Ziel nenne ich Erfüllung. Anfangs glauben Sie, Trinken biete einen wunderbaren Genuss, und solange Sie diesen Genuss nicht verspüren, erleben Sie keine Erfüllung. Mit der Zeit erscheint Ihnen das Trinken durchaus angenehm, doch dann sitzen Sie bereits in der Falle. Angenehm wirkt es nur deshalb, weil Sie sich an den üblen Geschmack gewöhnt und zudem eine Alkoholsucht entwickelt haben, die jeder Drink ein wenig zu lindern scheint. Wie bei allen Drogen, die süchtig machen, entwickelt der Körper jedoch eine Toleranz – nicht nur gegenüber dem Geschmack, sondern auch gegenüber der Droge selbst. Das bedeutet, dass Sie die Entzugssymptome niemals vollständig abstellen können, so viel Sie auch trinken, und deshalb ständig unzufrieden bleiben und keine Erfüllung finden.

Indem Sie immer mehr Alkohol konsumieren, wollen Sie die Leere füllen, doch damit erhöht sich natürlich Ihre Toleranz. Ein Teufelskreis nimmt seinen Lauf: Sie trinken, um das Verlangen nach Alkohol zu lindern, das durch Ihre Sucht ausgelöst wird.

Nichttrinker kennen dieses Verlangen gar nicht. Sie trinken also im Grunde nur deshalb, damit Sie sich so fühlen, wie ein Nichttrinker sich immer fühlt. Die Sucht und das Verlangen können Sie nur überwinden, wenn Sie nicht mehr trinken. Deshalb werden Sie niemals Erfüllung finden, solange Sie noch Alkohol zu sich nehmen.

Trinker sind überzeugt davon, dass sie ihr Verlangen nach Alkohol nur mit Alkohol lindern können.

Mit anderen Worten: Sie meinen irrtümlicherweise, mehr Alkohol werde zur Erfüllung führen. Aber was geschieht, wenn sie wirklich einen Drink in den Händen halten? Hören sie auf, sobald sie ihn getrunken haben? Oder trinken sie etwa weiter? Sie wissen mittlerweile:

MAN FÜHLT SICH NUR DANN WIE EIN NICHT-TRINKER, WENN MAN NICHT TRINKT.

Fragt man Trinker, welche Gefühle sie zum Alkoholkonsum verleiten, geben sie ganz ähnliche Antworten wie Raucher:

- Langeweile – »Dann habe ich etwas zu tun.«
- Traurigkeit – »So kann ich vergessen, dass ich einsam bin.«
- Stress – »So kann ich abschalten und meine Sorgen vergessen.«
- Gewohnheit – »Das gehört für mich einfach dazu, wenn die Kinder im Bett sind.«
- Belohnung – »Das gönne ich mir nach einem langen Tag.«

Von Glück oder Zufriedenheit ist in diesem Zusammenhang nie die Rede. Sicher, freudige Anlässe feiern wir oft mit einem Glas, aber das ist nur ein Brauch. Dass wir bei diesen Anlässen glücklich sind, ruft weder ein Bedürfnis noch ein Verlangen nach Alkohol hervor. Ganz im Gegenteil, wenn wir besonders glücklich sind, haben wir besonders wenig Verlangen nach einem Drink. Wenn Sie demnächst bei einer Hochzeit eingeladen sind, achten Sie einmal darauf, wie viele halbleere Sektgläser noch auf den Tischen stehen, wenn sich die Tanzfläche füllt!

Ich selbst liebe nichts so sehr wie Golf. Wenn ich könnte, würde ich jeden Tag Golf spielen. Ich würde damit nicht warten, bis ich gelangweilt, traurig oder gestresst bin. Ich würde meinen Tagesablauf so einrichten, dass ich eine Runde Golf spielen könnte. Und ich habe nicht das Gefühl, mir das Spiel verdienen zu müssen. Ich betreibe diesen Sport aktiv, weil er mir Vergnügen bereitet und ich weiß, dass mir die Bewegung guttut.

Süchtige bezeichnen ihre »Droge« häufig als »Belohnung«. Aber wieso sollte man sich mit etwas »belohnen«, das der Gesundheit und den Finanzen schadet, die Persönlichkeit zum Schlechteren verändert und das Wohlbefinden ruiniert?

Süchtige sind nicht dumm; sie kennen die Fallstricke. Und tief in ihrem Inneren wissen sie ganz genau, dass die Droge keine Belohnung ist, sondern ihr Leben zerstört. Wieso also machen sie sich etwas vor?

Weil sie in einer raffinierten Falle sitzen.

DIE ILLUSION VON GENUSS

Der erste unangenehme Drink reicht schon aus, um einen Zyklus der Zerstörung in Gang zu setzen, der zum chronischen Alkoholismus führen kann. Ihre Person, Ihr Einkommen, Ihre Lebensumstände oder Ihr Beruf spielen keine Rolle – jeder kann in die Alkoholfalle geraten.

Später in diesem Buch werde ich erläutern, warum manche Menschen Alkoholiker werden und andere nicht, doch vorerst sollten Sie lediglich akzeptieren, dass dies nichts mit der genetischen Veranlagung oder der Persönlichkeit des Trinkers zu tun hat.

Alkohol ist eine Droge, die sehr schnell süchtig macht. Wenn sie Ihren Körper verlässt, bleibt ein Gefühl der Leere und Unsicherheit zurück, das ein wenig an Hunger erinnert. Dieses Gefühl deuten Sie als Verlangen nach einem Drink und meinen, es ließe sich nur abstellen, wenn Sie Alkohol trinken.

Trinken Sie dann tatsächlich etwas, lässt das Gefühl der Leere und Unsicherheit nach, sodass Sie sich etwas besser fühlen. Das deuten Sie als Genuss, und in Ihrem Kopf verankert sich die Überzeugung, Alkohol bedeute Genuss.

In Wirklichkeit empfinden Sie jedoch keinen echten Genuss, sondern nur das Nachlassen des Alkoholentzugs, an dem Nichttrinker gar nicht erst leiden. Die gleiche »Befriedigung« können Sie erleben, wenn Sie einen ganzen Tag lang zu enge Schuhe tragen, um abends in den »Genuss« zu kommen, diese endlich abzustreifen.

Je mehr Sie zu sich nehmen, desto stärker wird das Verlangen nach Alkohol und damit die Illusion von Genuss, wenn Sie dem Verlangen nachgeben. Je mehr Sie trinken, desto größer erscheint der angebliche Genuss. Dabei wird lediglich das Unbehagen abgestellt, das das

Verlangen nach der Droge auslöst. Nichttrinker haben niemals unter diesem Unbehagen zu leiden.

~~~~~~~~~~~~~~~~~~~~~~~~~~~~~~~ **ZUSAMMENFASSUNG** ~

- Vorbilder sorgen dafür, dass die Vorzüge des Alkohols überzeugender wirken als alle Warnungen.
- Die Illusion von Genuss ist lediglich das Abklingen des Verlangens, an dem Nichttrinker gar nicht erst leiden.
- Sie trinken also, um sich so zu fühlen wie ein Nichttrinker.
- Sie können der Sucht und dem Verlangen nur dauerhaft entkommen, wenn Sie nichts mehr trinken.

~~~~~~

5.

Die Falle

Alle Süchtigen sitzen in einer besonders raffinierten Falle. Ganz gleich, um welche Sucht es sich handelt, die Falle funktioniert stets auf die gleiche subtile, heimtückische Weise.

Das Verlangen nach einem Drink entsteht, wenn der Alkohol aus dem letzten Drink den Körper verlässt. Das sollte eigentlich bedeuten, dass jegliches Verlangen erlischt und Ihre Sucht überstanden ist, wenn Sie so lange warten, bis sämtlicher Alkohol aus Ihrem Körper gewichen ist. Wir alle wissen jedoch, dass das nicht der Fall ist. Der Körper kommt mit Giften wie Alkohol sehr gut zurecht. Im Durchschnitt benötigt die Leber eine Stunde, um eine

MIT EIGENEN WORTEN: ANNA

Im April gelang es mir, mit dem Trinken aufzuhören, und ich hielt mich sehr tapfer. Trotz vieler Anlässe, bei denen ich sonst getrunken hätte, konnte ich widerstehen und war danach sehr stolz auf mich.

Dann rückte Weihnachten näher. Anfang Dezember setzte bei mir die Festtagsstimmung ein, und irgendetwas in meinem Inneren sehnte sich nach Alkohol. Ich weiß nicht, ob es am Vorbereitungsstress lag oder einfach daran, dass ich in dieser Zeit des Jahres sonst immer viel getrunken hatte, aber ich beschloss, mir ein Glas Wein zu gönnen. Ehe ich mich's versah, hatte ich die ganze Flasche geleert und damit alles zunichtegemacht. Ich konnte nicht glauben, dass ich so schnell schwach geworden war, aber wenn ich ganz ehrlich bin, hatte ich mich während der sieben Monate ohne Alkohol an jedem einzelnen Tag nach einem Drink gesehnt. Als ich endlich die Flasche Wein entkorkte, war es, als wäre ein früherer Geliebter endlich wieder zu mir zurückgekehrt – ein Geliebter, von dem ich wusste, dass er nur Chaos stiften und mich um mein Geld bringen würde.

Alkoholeinheit abzubauen, und bis sämtliche Toxine beseitigt sind, vergehen in der Regel sieben bis zehn Tage. Vielen Trinkern gelingt es, mehr als zehn Tage ohne Alkohol durchzuhalten, und doch können sie das Verlangen damit nicht abstellen. Nur ihre Willenskraft verhindert, dass sie wieder in die Falle geraten, und wenn die Willenskraft nachlässt, fangen sie wieder an zu trinken.

Dass wir uns weiterhin nach einem Drink sehnen, selbst wenn der letzte Rest Alkohol aus dem Körper gewichen ist, liegt daran, dass eine Sucht immer zwei Seiten hat: eine körperliche und eine psychische.

Die körperliche Sucht ist sehr schnell überwunden, sobald man mit dem Trinken aufhört, doch solange die psychische Sucht anhält, sehnen Sie sich weiter nach der Droge – und solange Sie sich diese versagen, haben Sie das Gefühl, dass Ihnen etwas entgeht, und sind damit unglücklich. Wieso das so ist? Weil Sie zu der Überzeugung verleitet wurden, dass die Droge Sie aus Ihrer unglücklichen Lage befreit.

SIE ERHOFFEN SICH HILFE VON DER SACHE,
DIE SIE VERNICHTET.

Wenn Sie sich verzweifelt nach einem Drink gesehnt haben und diesen dann endlich in den Händen halten, wann überkommt Sie dann ein Gefühl der Erleichterung? Nach einigen Minuten? Oder Stunden? Nein, die Erleichterung kommt sofort, nicht wahr? Sie konnten diesen Tropfen Alkohol kaum erwarten und haben ihn jetzt endlich bekommen.

Oder etwa nicht?

SPIELSÜCHTIGE

Die psychologische Seite der Sucht wird am Beispiel der Spielsucht besonders deutlich, die sich im einundzwanzigsten Jahrhundert weltweit besonders schnell ausbreitet. Beim Spielen nimmt man keine Substanz wie Alkohol, Nikotin oder Heroin zu sich, und dennoch zeigen Spielsüchtige genau die gleichen Symptome wie Trinker, Raucher und Junkies. Die Illusion von Genuss hält sie alle in der Falle.

Es ist nämlich erwiesen, dass es mindestens sechs Minuten dauert, bis Alkohol das Gehirn erreicht. Kann die Welle der Erleichterung dann wirklich auf den Alkohol zurückzuführen sein? Nein, das ist nicht möglich.

Ihr Verlangen wurde durch die Überzeugung ausgelöst, dass Sie Alkohol brauchen, und sobald Sie glauben, dass Sie Alkohol bekommen, lässt das Verlangen nach.

SO FUNKTIONIERT DIE FALLE

Alle Süchtigen sitzen in der gleichen raffinierten Falle. Wenn ich beschreibe, wie die Falle bei Trinkern funktioniert, werden Sie mir zustimmen. Die Suchtfalle ähnelt einer Schlauchpflanze, die Fliegen mit süßem Nektarduft in ihre Verdauungskammer lockt. Die Pflanze ist

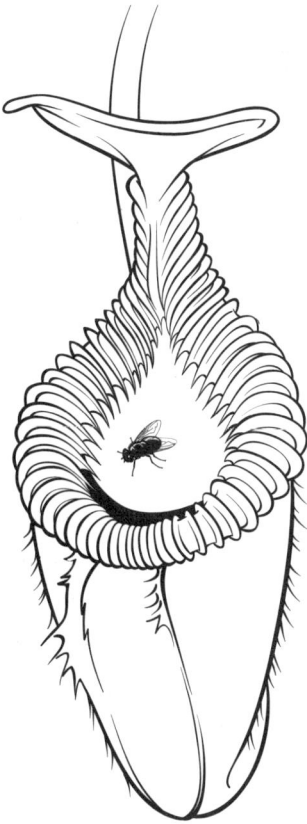

trichterförmig, innen mit süßem, glitschigem Nektar bedeckt, und mündet in einen kleinen Nektarteich. Die Fliege landet auf dem Rand und beginnt zu trinken. Dabei gleitet sie allmählich den Trichter hinab auf den Teich zu, in dem die ertrunkenen Leichname der anderen Fliegen langsam verdaut werden. Die Fliege fliegt nicht davon, sondern trinkt weiter. Der Nektar schmeckt ihr gut – nichts auf der Welt scheint köstlicher zu sein. Doch genau dieser Genuss lockt die Fliege in ihren Tod.

Ihre ausweglose Lage wird der Fliege erst dann bewusst, wenn es kein Zurück mehr gibt und sie erkennt, dass sie nicht mehr entkommen kann – und genauso wird Trinkern ihre Sucht erst dann klar, wenn sie bereits tief in der Falle sitzen. Bis dahin glauben sie, dass sie alles im Griff haben und nur zum Vergnügen trinken. Dass sie nicht aufhören können, bemerken sie erst, wenn sie es versuchen.

Wir alle kennen die Argumente, die gegen Alkohol sprechen. Wir wissen, dass er verheerende Folgen für Gesundheit und Finanzen haben kann, dass er uns unausstehlich, irrational, gewalttätig und unerträglich macht. Wir wissen, dass er unser Urteilsvermögen verzerrt und unsere Anfälligkeit für Missbrauch jeglicher Art erhöht. Kurz gesagt, wir haben ausreichend Informationen, die eigentlich dazu führen sollten, dass wir Alkoholkonsum vermeiden.

Trotzdem wissen wir auch, dass Millionen von Menschen, unter ihnen die meisten Erwachsenen in unserem Bekanntenkreis, regelmäßig trinken, ohne damit ihr Hab und Gut aufs Spiel zu setzen. Und gleichzeitig bombardiert uns die Alkoholindustrie mit Verlockungen jeglicher Art, von Spirituosen im Sonderangebot bis hin zu Werbung, welche die Illusion vermittelt, Trinker seien cool, witzig, kultiviert oder gar intelligent! Wer schon einmal einen Betrunkenen gesehen hat, der aus einer Bar nach Hause wankte, weiß ganz genau, dass das nicht stimmt.

Der erste Drink schmeckt schlecht. In manchen Kulturen wird ein Junge zum Mann, indem man ihm spitze Stöcke durch die Haut bohrt. Wir hingegen trinken Alkohol. Das ist vielleicht nicht ganz so schmerzhaft, aber angenehm ist es auch nicht. Da das Trinken bei uns als Initiationsritus gilt, der den Übergang ins Erwachsenenalter markiert, trinken wir tapfer weiter, bis wir das Gefühl der Übelkeit besiegt haben.

Jetzt sind wir ziemlich stolz auf uns. Wir haben den ersehnten Zustand erreicht, in dem man etwas »verträgt«, und lassen künftig keine Gelegenheit mehr aus, bei der wir unsere neuen Fähigkeiten unter Beweis stellen können.

SO VERLIEREN WIR ALLMÄHLICH DIE KONTROLLE.

Anfangs können wir uns noch einreden, wir hätten im Griff, wann wir wie viel trinken, und es gebe keine Probleme. Im Laufe der Zeit wird die Leere nach jedem Drink jedoch immer größer, während unsere Toleranz steigt – folglich nimmt die Illusion von Genuss bei jedem Schluck Alkohol zu. Allerdings brauchen wir immer mehr, um das Verlangen abzustellen, und allmählich spüren wir, dass wir immer tiefer in die bodenlose Grube geraten. Dieses unangenehme Gefühl der Hilflosigkeit verstärkt unsere Angst und unseren Stress.

Deshalb versuchen wir, eine vorübergehende Lösung für das unangenehme Gefühl zu finden: Wir trinken einfach noch etwas. Das ist so, als würden wir bei Zahnweh zu Schmerzmitteln greifen – wir gehen nicht die wahre Ursache des Problems an, sondern betäuben lediglich unsere Suchtsymptome.

Doch wie bei jedem Betäubungsmittel lässt die Wirkung bald nach. Da das eigentliche Problem nicht gelöst wurde, ist der Stress noch schlimmer als zuvor. Unser Verlangen nach einem Schmerzmittel ist noch größer geworden. Wir trinken wieder und noch mehr, um die erhoffte Wirkung zu spüren. Das Hochgefühl hält kürzer an, die darauffolgende Niedergeschlagenheit wird schlimmer, und insgesamt rutschen wir immer schneller ab, wie die Fliege, die in die Schlauchpflanze geraten ist.

So funktioniert die Falle. So funktioniert jede Sucht.

*DER SÜCHTIGE ERHOFFT SICH RETTUNG
VON DER SACHE, DIE FÜR
SEIN ELEND VERANTWORTLICH IST.*

DIE WARNSIGNALE DER NATUR

Wie leicht sich unser Intellekt hereinlegen lässt, zeigt sich, wenn wir Schmerzen betäuben. Bei Zahnweh beispielsweise nehmen Sie ein Schmerzmittel. Nach einer Weile lässt der Schmerz nach, und Sie fühlen sich besser. Ist Ihr Zahn deshalb wieder gesund? Keineswegs. Der Schmerz wurde lediglich unterdrückt.

Dabei hatte der Schmerz durchaus einen Sinn: Er informiert Ihr Gehirn und Ihren Körper darüber, dass Ihre Zähne nicht in Ordnung sind. Indem Sie den Schmerz unterdrücken und also nur das Symptom, aber nicht die Ursache angehen, verhindern Sie, dass Ihr Körper angemessen auf das Problem reagiert.

Stellen Sie sich vor, Sie fahren im Auto und die Ölwarnleuchte leuchtet auf – was tun Sie dann? Drehen Sie die
Lampe aus dem Armaturenbrett? Oder halten Sie an, um Öl
nachzugießen? In beiden Fällen erlischt die Ölwarnleuchte,
aber nur in einem läuft der Motor ungestört weiter.

EIN UNVERMEIDLICHER ABSTIEG

Der menschliche Körper ist eine unglaubliche Maschi-
ne, die sich bemerkenswert gut erholen und anpassen
kann. Wenn Sie etwas Giftiges zu sich nehmen, sorgt
der Körper dafür, dass er es so schnell wie möglich wieder loswird. Gleichzeitig baut er als Schutzmechanismus
eine Toleranz gegen dieses Gift auf, sodass beim nächsten Mal eine größere Giftmenge erforderlich ist, um die
gleiche Wirkung zu erzielen.

Ich habe bereits erwähnt, dass wir trinken, damit wir
uns so fühlen, wie es einem Nichttrinker immer geht.
Ganz so gut wie ein Nichttrinker fühlen wir uns dabei
jedoch nie. Das ist nur logisch, denn die Entzugserscheinungen lassen sich niemals ganz abstellen, und unsere
körperliche und geistige Verfassung wird kontinuierlich
schlechter.

WIE EIN NICHTTRINKER KANN MAN SICH NUR DANN FÜHLEN, WENN MAN NICHT MEHR TRINKT.

Wir gewöhnen uns daran, dass wir uns nicht richtig wohlfühlen – das wird im Laufe der Zeit unser »Normalzustand« –, doch während wir uns immer weiter nach Alkohol sehnen, verschlechtert sich unser Zustand zusehends (siehe Grafik). Wenn in der Grafik der Wert 0 den »Normalzustand« eines Nichttrinkers markiert, so liegt dieser bei einem Trinker in der Anfangsphase bei –4, da körperliche und geistige Gesundheit insgesamt beeinträchtigt sind. Wird das Verlangen nicht gestillt, sinkt das Wohlbefinden auf –10. Jetzt genehmigen Sie sich einen Drink, das Verlangen wird teilweise gestillt, Ihr Zustand steigt auf –5. Den Wert –4 erreichen Sie jedoch nicht mehr, da Sie den Alkoholentzug niemals ganz überwinden können, solange Sie weitertrinken.

Wenn der Alkohol Ihr System wieder verlässt, nehmen die Entzugssymptome zu, während Ihr Wohlbefinden nachlässt. Sie fühlen sich doppelt schlecht: körperlich aufgrund des Entzugs und psychisch, weil Sie sich nach einem Drink sehnen. Wenn Sie dann tatsächlich etwas trinken, fühlen Sie sich in beiderlei Hinsicht besser – das verstärkt die Illusion, dass Alkohol hilft. So gut wie ganz zu Anfang geht es Ihnen jedoch niemals wieder. Alkohol beeinträchtigt Sie körperlich und geistig, und im Laufe Ihres Lebens geht es mit Ihrem Wohlbefinden immer weiter bergab – die Tiefpunkte werden immer schlimmer, während die Hochgefühle im Verhältnis schwächer ausfallen.

Bei jedem Alkoholkonsum brauchen Sie eine größere Menge, um auch nur annähernd Ihren Ausgangswert zu erreichen. Doch den eigentlichen Normalzustand erreichen Sie nie. Somit geht es mit Ihnen immer weiter bergab. Jedes kleine Hoch lässt Sie glauben, das Trinken täte Ihnen gut, während Ihr Wohlbefinden immer weiter nachlässt, insbesondere dann, wenn es immer offensichtlicher wird, dass Sie vom Alkohol nicht mehr loskommen.

DIE SUCHT HAT SIE IM GRIFF.

KONTINUIERLICHES TRINKEN

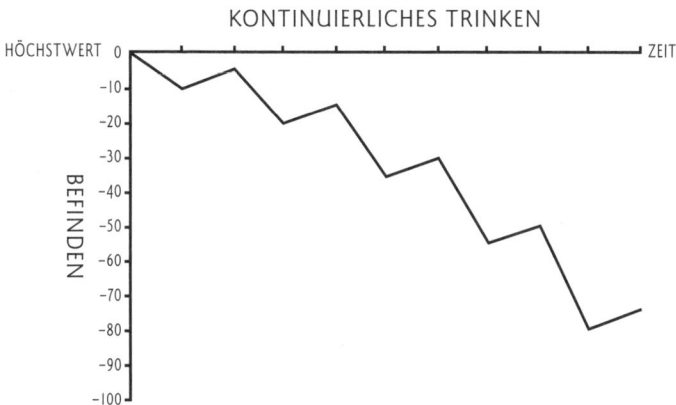

Erkennen Sie die Parallelen zur Schlauchpflanze? Was meinen Sie – wann hat die Fliege die Kontrolle verloren?

Als sie in das Innere der Pflanze abrutschte?

Nein, es muss früher gewesen sein.

Als sie vergeblich versuchte wegzufliegen?

Zu diesem Zeitpunkt erkannte sie ihren Kontrollverlust, also muss es noch früher gewesen sein.

War es vielleicht, als sie die vielen anderen toten Insekten unten in der Pflanze entdeckte? Oder sogar noch früher, als sie ganz oben auf der Pflanze landete?

Zu diesem Zeitpunkt hätte sie noch jederzeit entkommen können, wenn sie gewollt hätte. Aber sie wollte nicht. Warum nicht? Weil ihr nicht klar war, dass es sich um eine Falle handelte.

Die Fliege hatte ihre Situation zu keinem Zeitpunkt im Griff. Von dem Augenblick an, in dem sie zum ersten Mal den Nektarduft wahrnahm, wurde sie auf subtile Weise von der Pflanze kontrolliert. Gleiches gilt für alle Trinker. Von dem Augenblick an, in dem wir den ersten Drink zu uns nehmen, hat der Alkohol uns im Griff.

Zum Glück lässt sich die Entwicklung, die in der Abbildung dargestellt ist, wieder rückgängig machen, sobald Sie mit dem Trinken aufhören. Schließlich wissen Sie ja bereits, dass es weder an Ihrer Persönlichkeit noch an Ihrem Charakter liegt, dass Sie in die Falle geraten sind. Millionen von Menschen, die in der gleichen Falle saßen und meinten, sich niemals wieder befreien zu können, haben es dennoch geschafft – und Ihnen wird es ebenfalls gelingen.

Die schlimmen Folgen Ihres Alkoholkonsums sind mit den unansehnlichen Speckrollen eines Übergewichtigen, Raucherhusten oder der Gefahr einer Lungenkrebserkrankung bei Nikotinsüchtigen zu vergleichen. Man versucht, sie zu vertuschen, man tut so, als wären sie nicht da, man macht sich vor, man hätte alles im Griff, man würde sich bald damit auseinandersetzen, nur eben noch nicht jetzt sofort. Doch diese ständig wachsenden dunklen Schatten lassen sich nicht aus Ihrem Kopf verbannen, und je tiefer Sie in die Falle geraten, desto bedrohlicher und unheilvoller werden sie.

Genau wie die Fliege erfassen Sie Ihre Lage erst, wenn Sie bereits am Haken hängen. Allerdings gibt es einen entscheidenden Unterschied zwischen der Schlauchpflanze und der Alkoholfalle:

*ES IST NIE ZU SPÄT, SICH AUS
DER ALKOHOLFALLE ZU BEFREIEN.*

Im Gegensatz zu der Fliege befinden Sie sich nicht an einem glitschigen Abhang, keine physische Kraft zwingt Sie dazu, noch mehr zu trinken. Die Falle existiert lediglich in Ihrem Kopf. Dass Sie somit Ihr eigener Gefängniswärter sind, gehört zu den raffiniertesten Eigenschaften der Falle – doch glücklicherweise ist es auch ihre größte Schwäche. Um der Falle zu entkommen, müssen Sie lediglich begreifen, wie die Falle funktioniert, und die einfachen Anweisungen in diesem Buch befolgen.

WAS HINDERT SIE AM FLUG IN DIE FREIHEIT?

Wenn Sie die Falle aus diesem Blickwinkel betrachten, erscheint die Lösung ganz einfach: Hören Sie auf zu trinken und fliegen Sie einfach davon. Sie wissen jedoch, dass das gar nicht so einfach ist, wenn man sich bereits in der Falle befindet. Ihr Urteilsvermögen wird nämlich durch zwei große Illusionen getrübt:

1. Der Mythos, Alkohol bedeute Genuss und/oder einen Vorteil.
2. Der Mythos, ein Entkommen müsse schwierig und qualvoll sein.

Vermutlich erinnern Sie sich nur zu gut an Situationen, in denen Sie sehr viel getrunken haben: Partys, Feiern, ein Wochenende mit Freunden. Aber wieso waren diese Anlässe so besonders schön? War es wirklich der Alkohol, der Ihnen Freude bereitete? Oder waren es nicht vielmehr die Gesellschaft Ihrer Freunde, die gemeinsamen Scherze, das schöne Gefühl, mit netten Leuten zusammen zu sein?

Auch ohne Alkohol wäre die Situation angenehm gewesen. Ohne die nette Gesellschaft dagegen hätte das Trinken keinen Spaß gemacht.

»Aber wenn sich das Gehirn weismachen lässt, dass Trinken glücklich macht, ist es doch eigentlich egal, ob das stimmt oder nicht!«

Nein, denn das Gehirn lässt sich zwar täuschen, doch die Wirklichkeit sieht ganz anders aus. Ihr Alkoholkonsum bedeutet eine Gefahr für Ihre Gesundheit, Ihren Job, Ihre Beziehungen, ganz zu schweigen davon, dass Sie Ihr Geld verschwenden und immer seltener wirklich schöne Momente erleben. Man kann nicht endlos lange den Kopf in den Sand stecken; irgendwann fordert die düstere Realität ihren Tribut.

Auf dem Weg ins Innere der Schlauchpflanze kommt irgendwann der Zeitpunkt, an dem der Fliege klar wird, dass etwas nicht stimmt, und sie will davonfliegen. Für die Fliege ist es dann meist zu spät. Physische Kräfte hindern sie am Entkommen. Sie selbst werden nicht durch solche Kräfte gehalten, und doch spüren sie, dass der Alkohol Sie zu fest im Griff hat, um sich von ihm zu lösen. Sie wissen, dass Sie sich nur aus dem Elend befreien können, wenn Sie mit dem Trinken aufhören, und dennoch erscheint diese Aussicht so bedrohlich, dass Sie lieber den Kopf in den Sand stecken und tiefer in die Falle rutschen, statt die Flucht zu wagen. Sie sind auf den Mythos hereingefallen, ein Entkommen müsse schwierig und qualvoll sein.

Auf unserem Weg in die Alkoholfalle könnten wir jederzeit aufhören und umkehren, ganz leicht und mühelos. Doch da man uns weisgemacht hat, dies sei nicht möglich, und wir möglicherweise mit der Methode Willenskraft gescheitert sind, weil diese Verzicht und Unglück bedeutet, sind wir davon überzeugt, dass ein Entkommen sehr schwer ist. Deshalb schieben wir den Versuch entweder immer wieder auf, oder wir starten ihn in der Annahme, ein ungeheures Opfer bringen zu müssen. Das Ergebnis ist immer gleich: Wir bleiben in der Falle.

Wir denken nur deshalb, dass eine Flucht schwer und mühselig sein muss, weil man uns davon überzeugt hat, Trinken bedeute Genuss oder einen Vorteil und das Aufhören damit ein Opfer. Also ist es höchste Zeit, dass wir mit den Illusionen aufräumen, die Sie in der Alkoholfalle gefangen halten.

~~~~~~~~~~~~~~~~~~~~~~~~~~~~~ **ZUSAMMENFASSUNG** ~

- Süchtige erhoffen sich Hilfe von der Sache, die für ihr Problem verantwortlich ist.
- Der Genuss, den Sie empfinden, wird nicht durch die Droge selbst bewirkt, sondern entsteht, weil Ihr Verlangen nachlässt.
- Wenn Sie weitertrinken, schaden Sie damit Ihrer körperlichen und geistigen Gesundheit.
- Der Mythos von Genuss und der Irrglaube, ein Entkommen sei schwer, halten Sie in der Falle.
- Es ist nie zu spät, davonzufliegen und wieder ein glücklicher Nichttrinker zu werden.

6.

Illusionen

~~~~~~~~~~~~~~~~~~~~~~~~~~~~~~~~~~~~~ IN DIESEM KAPITEL ~

* Instinkt und Intellekt
* Wahrheit und Mythos unterscheiden
* Es schmeckt mir

~~~~~~

Die Annahme, Alkohol bedeute echten Genuss oder Vorteile, ist weit verbreitet. Ich werde nun erläutern, warum das nicht stimmt.

Der Mythos, Trinken sei ein Genuss oder helfe in bestimmten Lebenslagen, während Aufhören schwer und qualvoll sei, sind Illusionen, die viele Trinker nicht stoppen lassen. An Ihrer Stelle würden sich mir allerdings zwei Fragen aufdrängen:

1. Woher soll ich wissen, dass das wirklich nur Illusionen sind? Vielleicht will Easyway mir das nur weismachen, damit ich nicht mehr trinke.
2. Wie kann es sein, dass so viele Menschen, mich selbst eingeschlossen, auf diese Illusionen hereinfallen?

Ich möchte zunächst auf die zweite Frage eingehen. Ich gebe zu, es fällt schwer zu glauben, dass das intelligenteste Wesen auf dem Planeten auf eine Illusion hereinfällt, die ihm so schwere Schäden zufügt. Schließlich ist der Mensch schier unverwüstlich. Wir haben Wege ersonnen, um zu überleben und zu gedeihen, und sind mächtiger geworden als jede andere Spezies auf der Erde.

Der entscheidende Unterschied zwischen Menschen und wild lebenden Tieren besteht darin, dass die Tiere sich zum Überleben ausschließlich auf ihren Instinkt verlassen. Auch der Mensch braucht seinen Instinkt: Er verrät uns, wann und was wir essen sollten, weist uns auf Gefahren hin und hilft uns sogar, einen geeigneten Partner zu finden. Allerdings steht uns noch etwas anderes zur Verfügung, durch das wir dem Tierreich überlegen sind: der Intellekt.

Unser Intellekt verleiht uns die Fähigkeit, zu lernen und das Gelernte weiterzugeben, sodass wir uns zu einer überlegenen Spezies entwickeln konnten, die fantastische Bauten und Maschinen errichten kann und zudem Kunst, Musik, Romantik, Spiritualität und dergleichen zu schätzen weiß.

Der Intellekt ist zwar eine wunderbare Sache, kann dem Menschen jedoch zu Kopfe steigen, denn unser Intellekt hat uns auch auf Abwege geführt. Der Instinkt ist der natürliche Überlebenshelfer, doch manchmal gerät er mit unserem Intellekt in Konflikt, und dann neigen wir dazu, eher auf Erlerntes zu vertrauen als auf unsere Instinkte.

Warum ist das so? Weil der Instinkt uns oft Antworten gibt, die wir lieber nicht hören möchten.

Ein gutes Beispiel ist ein Sportler, der sich ein Schmerzmittel spritzen lässt, um ein Spiel durchzustehen. Der Instinkt sagt ihm eindeutig, dass er sich ausruhen sollte, damit die Verletzung richtig ausheilt, doch sein Intellekt rät ihm, den Schmerz zu unterdrücken und weiterzumachen.

Diese Antwort hört er gern, denn er will unbedingt spielen. Also geht er aufs Spielfeld und verursacht damit unter Umständen irreparable Schäden an seinem Körper. Sein Instinkt hatte Recht, doch er hat lieber auf seinen Intellekt gehört.

Wenn wir die »Fortschritte« der Menschheit genauer unter die Lupe nehmen, stellen wir fest, dass wir weniger auf den Vorteil setzen, mit dem uns die Natur ausgestattet hat, sondern erstaunlich viel Zeit, Energie und Ressourcen für die Selbstvernichtung aufwenden. Damit meine ich nicht nur die immer ausgefeilteren Methoden, mit denen wir uns gegenseitig auf dem Schlachtfeld töten; die intellektgesteuerte Selbstzerstörung zeigt sich auch bei unserer Ernährung. Unsere Spezies ist mittlerweile geradezu versessen auf Junkfood. Und weshalb? Weil wir zulassen, dass unser Intellekt unsere Instinkte außer Kraft setzt.

ZUCKERSÜSS

Raffinierter Zucker und die zahllosen Süßwaren, Kuchen, Getränke und dergleichen, in denen Zucker enthalten ist, sprechen uns deshalb so an, weil diese natürlichen Fruchtzucker imitieren. Früchte sind die Nahrung, die von Natur aus für uns gedacht ist, und unsere Vorliebe für den natürlichen Zucker in Früchten soll dafür sorgen, dass wir uns gerne davon ernähren. Raffinierter Zucker enthält nichts von den guten Inhaltsstoffen der Früchte, lässt unsere Geschmacksknospen jedoch glauben, es sei das Gleiche. Mit unserem Intellekt haben wir einen Stoff konzipiert, der unseren Instinkt hinters Licht führt: Wir glauben, wir äßen etwas Gutes, obwohl es in Wirklichkeit schlecht für uns ist.

Die meisten Schäden, die wir uns als Spezies selbst zufügen, sind darauf zurückzuführen, dass unser Intellekt unsere Instinkte auf diese Weise hereinlegt. Wenn wir unseren Intellekt aufgrund von Fehlinformationen entscheiden lassen – zum Beispiel zuckerhaltige Nahrungsmittel essen, weil unsere Geschmacksknospen überlistet wurden –, leidet unser Wohlbefinden. Wildlebende Tiere empfinden niemals Selbsthass. Der Intellekt kann nicht nur glücklich, sondern genauso gut unglücklich machen. Wir haben es selbst in der Hand. Wieso also entscheiden wir uns so oft für die Selbstzerstörung?

Ganz einfach deshalb, weil uns gar nicht immer klar ist, dass es eine Alternative gibt. Niemand beschließt aus freien Stücken, ein Leben lang alkoholkrank zu sein. Es gibt immer jemanden, der von selbstzerstörerischen Verhaltensweisen profitiert, seien es Waffenhändler, Drogenkartelle, die Tabak- oder Spirituosenindustrie, Fastfood-Ketten oder Glücksspielunternehmen – und diese Profiteure schaffen es in äußerst raffinierter Weise, unserem Intellekt falsche Informationen zu vermitteln.

Das menschliche Gehirn lässt sich sehr leicht hinters Licht führen, das haben wir bereits mit der Tisch-Illusion in Kapitel 2 bewiesen. Nun schauen Sie sich bitte die folgenden Formen an. Was sagen Sie Ihnen?

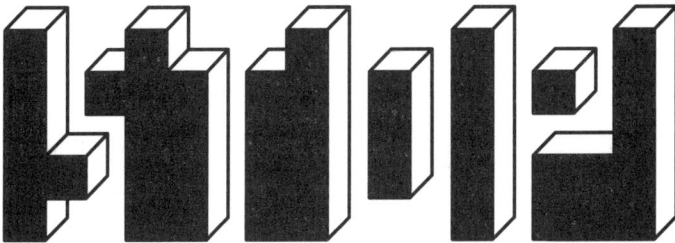

Können Sie überhaupt so etwas wie eine Botschaft herauslesen? Auf den ersten Blick nehmen Sie vielleicht nur willkürlich angeordnete Klötze wahr. Eine sinnvolle Aussage lässt sich nicht erkennen – oder etwa doch?

Schauen Sie noch einmal genau hin, aber betrachten Sie die Formen diesmal mit halb geschlossenen Augen. Wenn Sie durch die Wimpern spähen, erscheint ein Wort. Unter Umständen erkennen Sie es besser, wenn Sie den Kopf ein wenig in den Nacken oder auf die Seite legen und das Buch etwas von sich strecken.

Außerdem sollten Sie nicht auf die schwarzen Formen schauen, sondern auf die weißen Zwischenräume.

Jetzt sollten Sie das Wort STOP erkennen. Ist es Ihnen gelungen? Ganz offensichtlich, oder? Jetzt, da Sie es erkannt haben, ist das Wort STOP unübersehbar, wann immer Sie sich die Abbildung von nun an ansehen. Sobald Sie die Wahrheit durchschaut haben, können Sie sie nicht mehr ausblenden.

Warum aber war das Wort nicht von Anfang an offensichtlich? Weil wir so darauf programmiert sind, Informationen aus den schwarzen Formen auf einer weißen Seite zu entnehmen, dass es uns nicht in den Sinn kommt, es umgekehrt zu versuchen. Dieses anschauliche Beispiel zeigt, wie leicht sich Instinkt und Intellekt verwirren lassen. Bei einer Sucht entsteht durch einen raffinierten Trick, nämlich das Abklingen der Entzugssymptome, ein falsches Gefühl von Genuss und Belohnung, welches das Gehirn für echt hält.

Das erklärt, weshalb so viele Menschen (im Grunde fast alle) einer Gehirnwäsche unterzogen werden können. Nun wollen wir uns mit der ersten Frage befassen:

WOHER SOLL ICH WISSEN, DASS EASYWAY MIR NICHT NUR WEISMACHT, DASS ES SICH UM ILLUSIONEN HANDELT?

Wenn Sie eine Illusion durchschauen und die Wahrheit erkennen, fallen Sie niemals wieder auf diese Illusion herein. Sie sind in die Alkoholfalle geraten, weil Sie der Illusion Glauben schenkten, Trinken bedeute Genuss und/oder einen Vorteil. Dabei hat der Alkohol Sie weder glücklich noch selbstsicher gemacht, sondern vielmehr unglücklich und ängstlich. Die Wahrheit ist unübersehbar, und genau wie bei dem Schriftzug STOP gilt: Wenn Sie sie einmal erkannt haben, lässt sich Ihre Wahrnehmung nicht mehr manipulieren.

So können Sie zwischen Wahrheit und Mythen unterscheiden. Nun möchte ich näher auf einige dieser Illusionen eingehen.

ALKOHOL SCHMECKT KÖSTLICH

Haben Sie schon einmal reinen Alkohol probiert? Davon würde ich dringend abraten. Er ist das reinste Gift, und ein Glas davon kann Sie das Leben kosten. Dennoch ist es der Alkoholindustrie gelungen, die meisten Menschen davon zu überzeugen, dass ihre Produkte köstlich schmecken.

Zudem reden wir uns nur zu gerne ein, dass wir das

Zeug des Geschmacks wegen trinken und keineswegs nur unser Verlangen nach Alkohol stillen wollen, wenn wir Bier- oder Weinverkostungen besuchen und lange Abende über die besonderen Vorzüge von fruchtigem Sauternes oder nussigem Ale diskutieren. Das soll kultiviert wirken, ist aber einfach nur lächerlich!

Wenn Sie nicht mehr genau wissen, wie alkoholische Getränke wirklich schmecken, denken Sie nur an Ihren ersten Drink zurück. Wer würde allen Ernstes behaupten, der erste Schluck – sei es nun Bier, Wein, Whisky oder ein anderes alkoholisches Getränk – sei köstlich gewesen? War es nicht genau umgekehrt? Hatten Sie nicht den Drang, sofort auszuspucken und so etwas niemals wieder über Ihre Lippen zu lassen?

Alle alkoholischen Getränke schmecken beim ersten Mal widerlich. Aber wieso lassen wir sie dann nicht bleiben und verzichten ein für alle Mal auf Alkohol? Weil fast immer ein erfahrenerer Trinker dabei ist, der sagt: »Ach, das ist ganz normal. Man muss sich erst daran gewöhnen. Nimm noch einen Schluck.«

Mit anderen Worten: Wir werden zu der Überzeugung verleitet, dass sich die Mühe lohnt, dass wir irgendwann Geschmack am Alkohol finden werden und sich dann eine Tür zu einer vollkommen neuen Welt des Genusses auftut. Sie wissen mittlerweile, dass nichts der Wahrheit ferner liegt. Doch wer auch immer Sie zum Alkoholkonsum gedrängt hat, Sie sollten es diesem Menschen nicht übel nehmen. Auch er wurde von anderen verleitet und hat dann bestimmte Erfahrungen gemacht, die ihn der Illusion Glauben schenken ließen. Er hat immer weiter getrunken, bis er den Geschmack nicht mehr abstoßend fand, und ist so in die Alkoholfalle geraten; deshalb glaubt er jetzt, Alkohol sei ein Genuss oder verschaffe ihm Vorteile.

Der wahre Grund, weshalb wir nach der ersten Kostprobe trotzdem weitertrinken, lautet: Wir wollen, dass es uns schmeckt. Wir meinen, das sei wichtig – dass uns im Leben sonst etwas entgeht. Wenn Sie damals gewusst hätten, was Ihnen mittlerweile klar ist, hätten Sie sich dann bemüht, am Alkohol »Geschmack zu finden«? Die Wahrheit lautet:

MAN FINDET KEINEN GESCHMACK AM ALKOHOL.
MAN VERLIERT DEN GESCHMACKSSINN,
SODASS MAN IHN ERTRAGEN KANN.

Haben Sie sich schon einmal überlegt, wozu unsere Geschmacksnerven eigentlich da sind? Heutzutage wird uns alles, was wir essen und trinken, fertig verpackt bereitgestellt, deshalb betrachten wir die Geschmacksknospen lediglich als Mittel, mit dem wir all die Leckereien besonders genießen können. Eigentlich jedoch haben sie eine weitaus wichtigere Aufgabe.

Als unsere Nahrung noch nicht gut verpackt und etikettiert im Regal stand, musste der Mensch sich selbst darum kümmern, und das bedeutete, dass er Nahrungsmittel probieren musste, um herauszufinden, welche gut für ihn sind. Wie traf er diese Entscheidung? Mit Hilfe von Geschmack und Geruch. Eine unreife Frucht schmeckte bitter, der Mensch spuckte sie aus. Eine überreife Frucht dagegen roch faulig und wurde daher verschmäht.

Als Sie Ihren ersten Schluck Alkohol zu sich nahmen, war die Reaktion genau die gleiche. Ihre Geschmacksknospen erkannten ein Gift, Ihre Instinkte lehnten es ab. Doch indem Sie den üblen Geschmack ignorierten, setzten Sie sich über die natürlichen Warnsignale hinweg und entwickelten allmählich eine Toleranz gegenüber dem Gift.

Gemeinhin wird das als »Geschmack finden« bezeichnet – dabei haben Sie in Wirklichkeit Ihren Geschmackssinn verloren.

Eigentlich sind unsere Geschmacksknospen so konzipiert, dass sie das Getränk bevorzugen, mit dem sich Durst am besten löschen lässt. Stellen Sie sich einmal vor, Sie sind zwei Tage lang durch die Wüste marschiert und vor Durst völlig ausgedörrt. In dieser Situation biete ich Ihnen ein Glas Wasser und ein Glas Wein an. Wie würden Sie sich entscheiden?

Wer sagt, dass er kaltes, durstlöschendes Bier liebt, vergisst, dass Bier zu fünfundneunzig Prozent aus Wasser besteht. Ein Glas klares Wasser würde den Durst viel besser löschen, doch das kalte Bier spricht den Trinker viel mehr an, weil es gleichzeitig das Verlangen nach Alkohol stillt.

Alkohol wirkt harntreibend, sorgt also dafür, dass Ihr Körper Wasser verliert. Folglich löscht Alkohol keineswegs den Durst, sondern arbeitet gegen die durstlöschende Wirkung des Wassers und bewirkt, dass Sie immer mehr wollen.

Deshalb können manche Leute an einem Abend flaschenweise Bier in sich hineinschütten. Mit Wasser wäre das nicht möglich, denn dann wäre der Durst schnell gelöscht.

Wenn ein alkoholisches Getränk angenehm schmeckt, so liegt das nicht am Alkohol, sondern an anderen Zutaten. Wir trinken nur selten reine Spirituosen, sondern kombinieren diese meist mit Früchten: Wodka und Orangensaft, Gin und Limetten, Weinbrand mit Limonade und so weiter.

Je mehr Toleranz Sie gegenüber dem Gift entwickeln, desto mehr konzentrieren Sie sich auf diese Aromen, die wir natürlich als angenehm empfinden, weil sie nach Früchten schmecken. Früchte liefern uns lebenswichtige Vitamine und Wasser. Sie sind die ideale Nahrung für Menschen, also ist es nur logisch, dass wir Fruchtgeschmack besonders lecker finden.

Aber warum schmecken uns Softdrinks dann nicht genauso gut?

In Wahrheit tun sie das sehr wohl, es kommt nur auf die jeweilige Situation an. Denken wir noch einmal an das Beispiel mit der Wüste zurück: Unter diesen Umständen schmeckt ein nichtalkoholisches Getränk deutlich besser als ein alkoholisches.

Mit nichtalkoholischen Getränken geben wir uns immer dann nicht zufrieden, wenn wir darauf programmiert sind, Alkohol zu erwarten: in einer Bar, in einem Restaurant, auf einer Party.

Die Schlussfolgerung ist offensichtlich: In diesen Situationen sorgt unser Verlangen nach Alkohol dafür, dass wir trinken. Der Geschmack spielt dabei keine Rolle.

Ich esse gerne Currygerichte. Chicken Bhuna mag ich dabei besonders gerne. Immer, wenn ich an einem indischen Restaurant vorbeikomme, läuft mir das Wasser im Mund zusammen. Wenn man mir jedoch sagte, ich könne niemals wieder Chicken Bhuna essen, würde ich das zwar bedauern, aber davon würde die Welt nicht untergehen. Ganz sicher würde ich dafür nicht meine Gesundheit und mein Wohlergehen aufs Spiel setzen. Nehmen Sie all die negativen Aspekte des Alkohols also wirklich nur in Kauf, weil er Ihnen so gut schmeckt?

~ ZUSAMMENFASSUNG ~

- Die Alkoholindustrie profitiert davon, dass sie uns falsche Informationen über das Trinken liefert.
- Sobald Sie Wahrheit und Mythos erkannt haben, kann der Mythos Sie nicht mehr täuschen.
- Sie finden keinen Geschmack am Alkohol, sondern Sie verlieren Ihren Geschmackssinn.
- Sie trinken Alkohol nicht wegen des Geschmacks, sondern wegen der Droge.

7.

Ich will einen Drink

Eine der am weitesten verbreiteten Illusionen unter Trinkern ist die Überzeugung, das Leben ohne Alkohol nicht genießen oder bewältigen zu können.

Am Ende des letzten Kapitels habe ich drei Situationen beschrieben, in denen ein nichtalkoholisches Getränk oft als unbefriedigend empfunden wird: in einer Bar, in einem Restaurant, auf einer Party. Damit kommen wir zu der häufigsten Ausrede für das Trinken, nämlich dass gesellschaftliche Anlässe mit Alkohol viel schöner seien.

Häufig sind wir vor solchen Ereignissen etwas unsicher. Ob ich dort jemanden kenne? Ob man mich interessant finden wird? Ob ich jemanden kennenlerne, der mir gefällt? Dass man nicht genau weiß, was einen erwartet, macht einen Abend außer Haus erst richtig spannend. Wer will schon eine vollkommen vorhersehbare Party?

Gleichzeitig machen uns diese Fragen aber auch etwas Angst, und um diese Furcht zu unterdrücken, greifen wir zu unserer kleinen Stütze. Schließlich hat uns die Gehirnwäsche weisgemacht, dass Alkohol Mut verleiht.

Jeder kennt die Wendung »sich Mut antrinken« – dabei gilt: Alkohol kann vielleicht beruhigend wirken, weil er bestimmte Emotionen unterdrückt, aber er ruft nichts Gutes hervor, schon gar keinen Mut.

Mutig ist, wer seine Angst überwindet. Ein Feuerwehrmann, der in ein brennendes Gebäude läuft, um ein Baby zu retten, ist keineswegs furchtlos – er weiß nur zu gut, in welche Gefahr er sich begibt, und jeder halbwegs vernünftige Mensch empfindet Angst, wenn ihm Gefahr droht. Dennoch überwindet er die Angst vor dem Tod, um dem Baby das Leben zu retten. Das ist echter Mut.

Genau wie die Geschmacksknospen dient auch Angst einem äußerst wichtigen Zweck. Sie weist uns auf Gefahren hin, indem sie die »Kampf-oder-Flucht«-Reaktion auslöst. Wenn wir diese Reaktion mit Alkohol unterdrücken, setzen wir unseren Schutzmechanismus außer Kraft.

BEHALTEN SIE DIE ANZEIGE IM BLICK

Stellen Sie sich einen Piloten vor, der im Nebel über eine Gebirgskette fliegt. Er weiß, dass er eine bestimmte Flughöhe einhalten muss, um die Gipfel nicht zu streifen, und richtet sich deshalb nach dem Höhenmessgerät. Wenn ihm das Gerät anzeigt, dass er zu niedrig fliegt, überkommt ihn vielleicht kurz Panik, doch er kann dann schnell reagieren und das Flugzeug wieder auf eine sichere Höhe ziehen. Das Höhenmessgerät zeigt ihm zuverlässig an, welche Gefahr von den Bergen ausgeht, und solange es funktioniert und er es beachtet, wird ihm nichts geschehen.

Aber was geschieht, wenn das Höhenmessgerät versagt? Wenn die kleine Warnleuchte, die anzeigt, wenn das Flugzeug zu stark absinkt, dunkel bleibt? Der Pilot geht dann davon aus, dass alles in Ordnung ist, während er in Wirklichkeit auf die Bergspitzen zurast. Plötzlich taucht ein Gipfel vor ihm auf, und ihm wird klar, in welcher Gefahr er sich befindet.

Angst ist absolut nichts Schlimmes. Dieses Beispiel zeigt, dass es vielmehr fehlende Angst ist, die fatale Folgen haben kann. Ein Abend in geselliger Runde ist niemals wirklich furchteinflößend, birgt jedoch bestimmte Gefahren – besonders für Frauen ist es nicht selbstverständlich, heil wieder nach Hause zu kommen, wenn sie alle Schutzmechanismen fallen lassen.

Wenn wir uns in echter Gefahr befinden, ist es wichtig, dass sämtliche Körperfunktionen unbeeinträchtigt sind: Wir müssen weglaufen, schreien, uns wehren und klar denken können. All diese Reaktionen werden durch Furcht ausgelöst. Unterdrücken Sie Ihre Angst jedoch mit Alkohol, stecken Sie den Kopf in den Sand. Das hat zwei Effekte: Sie können die Gefahr nicht erkennen, und Sie können auch nicht effektiv darauf reagieren.

Einige der Ausdrücke, mit denen wir Trunkenheit beschreiben, sprechen Bände:

- dicht
- benebelt
- abgestürzt
- breit

Können wir denn wirklich nur dann einen netten Abend verbringen, wenn wir nicht mehr Herr unserer Sinne sind?

Wer sich häufiger Mut antrinkt, erfährt langfristig noch weitere negative Folgen. Etwaige Ängste werden durch Alkohol zwar betäubt, doch das bedeutet noch lange nicht, dass sie verschwinden. Ganz im Gegenteil: Sie können mit dem, was Ihnen Angst macht, schlechter umgehen, sodass die Angst immer größere Ausmaße annimmt. Stellen Sie sich vor, ein junges Mädchen findet sich in der Wohnung eines Fremden wieder, den sie in einer Bar kennengelernt hat. Sie ist betrunken, er wirkte attraktiv, sie hat ihm vertraut. Jetzt jedoch kriegt sie kalte Füße. Er kommt ihr etwas komisch vor, und ihr wird klar, dass sie ganz allein mit ihm in seiner Wohnung ist, hilflos ausgeliefert. Sie kann kaum aufstehen und sich erst recht nicht wehren oder weglaufen. Können Sie sich vorstellen, welche Angst sie empfindet?

Ich will Ihnen keine schrecklichen Horrorszenarien ausmalen, sondern nur deutlich machen, dass Angst dafür sorgt, dass wir uns schützen – und wenn wir uns schützen können, lässt die Angst nach. Wenn Sie diesen Mechanismus außer Kraft setzen, wächst nicht nur die Angst, sondern auch Ihre Schutzlosigkeit. Sie schaffen einen Teufelskreis: Je stärker Sie Ihre Angst mit Alkohol bekämpfen, desto größer wird Ihre Angst, also konsumieren Sie noch mehr Alkohol. So funktioniert die Alkoholfalle. Wie die Fliege in der Schlauchpflanze geraten Sie immer tiefer hinein, während Sie davon ausgehen, der Alkohol würde Ihnen helfen.

HEMMUNGEN FALLEN LASSEN

Schüchternheit ist nicht unattraktiv. Mit wem würden Sie sich lieber unterhalten: mit jemandem, der zwar nicht viel spricht, aber gut zuhören kann, oder mit jemandem, der viel zu viel redet und kein Interesse an Ihren Äußerungen zeigt?

In geselliger Runde fühlen sich schüchterne Menschen oft unbehaglich, dabei ist Zurückhaltung wahrlich nichts Negatives. Aufdringliche, geschwätzige und betrunkene Menschen stehen zwar im Rampenlicht und wirken deshalb auf den ersten Blick außergewöhnlich unterhaltsam. In Wirklichkeit wünschen sich jedoch die meisten anderen, diese Leute wären endlich still, damit auch mal jemand anderes zu Wort kommt.

Doch da die Quasselstrippen so selbstsicher wirken, möchten wir es ihnen gleichtun und setzen dabei auf Alkohol. Allerdings werden wir mit Alkohol keineswegs interessanter, sondern merken es nur nicht mehr, wenn wir langweilig sind.

Was genau ist Schüchternheit eigentlich? Ist sie nicht eine Form von Angst, nämlich die Angst, sich lächerlich zu machen? Genau wie Angst uns vor Gefahren bewahrt, bewahrt Schüchternheit uns vor peinlichen Situationen. Natürlich verspüren schüchterne Menschen vor gesellschaftlichen Anlässen häufig etwas mehr Angst als andere, doch genauso geht es auch einem Schauspieler, der vor dem großen Auftritt Lampenfieber hat. Wenn es so weit ist, stellen Sie sich der Herausforderung und Ihr Selbstvertrauen wächst. Betäuben Sie Ihre Schüchternheit dagegen mit Alkohol, steigt die Gefahr, dass Sie sich zum Narren machen.

Wer seine Hemmungen mit Alkohol unterdrückt, dreht sich sozusagen das Lämpchen aus der Ölwarnanzeige. Die Gefahr verschwindet damit nicht, Sie nehmen sie nur nicht mehr wahr.

Dass Betrunkene sich zum Narren machen, kommt leider ziemlich häufig vor, ist aber längst nicht das einzige Risiko. Werden noch weitere Hemmungen unterdrückt, so kann dies deutlich schlimmere Konsequenzen haben. Denken Sie zurück an das hilflose Mädchen, das nach einem langen Abend in der Wohnung eines Fremden gelandet ist. Nüchtern wäre ihr vollkommen klar, wie riskant ein solches Verhalten ist. Doch im betrunkenen Zustand kann sie ihre Situation nicht richtig einschätzen und bringt sich in Gefahr.

Man könnte sagen, dass gutes Benehmen eine Art von Hemmung darstellt, denn es bedeutet, dass wir uns so kontrollieren, dass wir die Gefühle anderer nicht verletzen und Konflikte vermeiden. Betrunkene dagegen sind oft taktlos und unverschämt.

Warum das? Weil der Sinn, der die Taktlosigkeit hemmt, durch den Alkohol gelähmt wird. Deshalb werden Betrunkene auch aggressiv und fühlen sich von anderen schnell beleidigt.

Wir verfügen über zahlreiche soziale Kompetenzen, die uns ein zivilisiertes Zusammenleben ermöglichen: Höflichkeit, Toleranz, Taktgefühl, Diplomatie, die Fähigkeit, anderen zuzuhören und Interesse für andere zu zeigen, sowie die Fähigkeit, andere zu beschwichtigen. All diese Kompetenzen werden durch Alkohol unterdrückt, und dann entsteht das Verhalten, das bei Betrunkenen als typisch gilt:

- Taktlosigkeit
- Weitschweifigkeit
- Unverschämtheit
- Ungeduld
- Rücksichtslosigkeit
- Rüpelhaftigkeit
- Aggressivität
- Gewalt

Wenn ein Betrunkener keine Grenzen mehr kennt, kann das schlimme oder gar tödliche Folgen haben. Zwei vollkommen nüchterne Menschen geraten nur sehr selten körperlich aneinander. In den meisten Fällen beschränken sich die Streithähne auf laute Worte und wilde Gesten, um sich gegenüber dem Widersacher zu behaupten. Niemand will schlagen oder geschlagen werden, und in den meisten Fällen wird eingelenkt, bevor es dazu kommt.

Ist jedoch Alkohol im Spiel, wird der Sinn, der die Gewaltanwendung hemmt, außer Kraft gesetzt. Die primitiven Instinkte, die es uns ermöglichen, Situationen einzuschätzen und zu beurteilen, ob wir ungeschoren davonkommen – oder selbst große Schäden anrichten könnten –, funktionieren nicht mehr. Dann legt sich ein kleiner Mann plötzlich mit einem Hünen an und glaubt fest daran, gewinnen zu können. Und er gibt selbst dann nicht auf, wenn er übel verprügelt wird. Derjenige, der seinen Gegner niedermacht, weiß dagegen nicht, wann er aufhören muss, und drischt weiter auf ihn ein, bis ein Außenstehender ihn wegzerrt. Aber was, wenn keine Außenstehenden dabei sind?

Vielleicht meinen Sie, dass ich überdramatisiere. Zugegeben, die meisten Feiern gehen glimpflich aus, ohne dass Betrunkene krankenhausreif geschlagen oder gar lebensgefährlich verletzt werden, aber mit diesen Extrembeispielen – die nun wirklich nicht an den Haaren herbeigezogen sind – möchte ich eine Sache ganz deutlich machen:

ALKOHOL VERLEIHT KEINE FÄHIGKEITEN,
SONDERN NIMMT IHNEN FÄHIGKEITEN.

Sie haben sicher schon zahlreiche fröhliche Runden erlebt, bei denen viel getrunken wurde, und gehen deshalb davon aus, dass Alkohol eine Party erst richtig in Schwung bringt. Aber überlegen Sie noch einmal genau: Mit wem waren Sie zusammen, und aus welchem Grund? Waren nicht die Gesellschaft und der Anlass so besonders nett? Eine Hochzeit, ein Geburtstag, ein Tagesausflug, eine Weihnachtsfeier?

Durch die Überzeugung, nur mit Alkohol könne man sich amüsieren, wird ein schöner Anlass häufig ruiniert. Sobald Sie sich vom Alkohol befreit haben und wieder auf Ihre Fähigkeit vertrauen, mit Menschen zu interagieren und sich zu amüsieren, wie wir es als Kinder noch konnten, werden Sie ein geselliges Zusammensein voller

Selbstvertrauen angehen und feststellen, dass Sie diese Stunden mehr genießen als je zuvor.

ALKOHOL ENTSPANNT MICH.

Ein klassisches Szenario, das man nicht nur im Fernsehen und im Kino, sondern auch im wahren Leben immer wieder sieht, läuft wie folgt ab: Jemand kommt nach einem anstrengenden Tag nach Hause, streift sich die Schuhe ab, lässt sich in einen Sessel fallen und sagt: »Jetzt brauche ich erst mal ein Bier!« Die Person ist gestresst, mit den Nerven am Ende und glaubt, Alkohol fördere die Entspannung. Dabei ist genau das Gegenteil der Fall.

Nervliche Anspannung und Stress dienen genau wie Angst einem wichtigen Zweck. Sie weisen uns auf Probleme hin. Manchmal besteht das Problem einfach darin, dass wir uns zu viel zumuten. Wenn wir die Warnsignale missachten und unser Verhalten nicht ändern, besteht die Gefahr, dass wir irgendwann zum Innehalten gezwungen werden.

Auch hier lässt sich die Situation wieder mit der Ölwarnleuchte vergleichen. Stress und Anspannung zeigen uns, dass wir besser auf uns achtgeben müssen. Wenn wir die Warnsignale mit Alkohol abstellen, verschwindet das Problem nicht etwa, sondern es wird schlimmer. Und damit steigt auch der Stress.

Das gilt in doppelter Hinsicht, denn Alkohol ist

gleichzeitig auch ein wichtiger Stressfaktor. Wenn er Ihren Körper verlässt, entsteht ein Gefühl der Leere und Unsicherheit, das Sie als Verlangen nach einem Drink interpretieren. Solange Sie diesem Gefühl nicht nachgeben, bleiben Sie gestresst und nervös.

»Aha!«, könnten Sie denken. »Alkohol wirkt zumindest scheinbar gegen Stress – da ist es doch eigentlich egal, ob er wirklich hilft.«

Alkohol löst aber nicht nur Stress aus, er hat auch zahlreiche weitere unerwünschte Nebenwirkungen.

Das Gefühl der Entspannung, das Sie wahrnehmen, ist die Linderung der unangenehmen Alkoholentzugserscheinungen, die sich seit dem letzten Drink eingestellt haben.

DAS IST, ALS WÜRDE MAN NUR DESHALB ZU ENGE SCHUHE TRAGEN, WEIL ES SO SCHÖN IST, SIE SPÄTER WIEDER AUSZUZIEHEN!

Während Sie nach wie vor glauben, Alkohol lindere Stress, gehen Sie die wahre Ursache für Ihren Stress nicht an, und Ihre Gesundheit nimmt immer größeren Schaden. Das ist so, als würden Sie Sand in Ihren Motor schütten, wenn die Ölwarnlampe aufleuchtet. Dann erlischt die Lampe zwar, aber der Motor ist nicht mehr zu retten!

Sie wissen ja bereits: Wenn der Alkohol Ihren Körper verlässt, fühlen Sie sich unbehaglich. Trinken Sie dann etwas, entspannen Sie sich tatsächlich ein wenig. Das ist keine Illusion. Allerdings bekämpfen Sie damit lediglich die Entzugserscheinungen, die das kleine Monster hervorruft und die Nichttrinker überhaupt nicht kennen. Je mehr Sie trinken, desto stärker wird Ihr Stress.

ALKOHOL VERHINDERT ENTSPANNUNG.

Streifen Sie die Schuhe ab, ziehen Sie sich um, gönnen Sie sich eine Dusche, essen Sie etwas Leckeres, lassen Sie sich in den Sessel sinken … all das fördert die Entspannung nach einem langen, harten Tag. Alkohol dagegen nicht.

NUR EINE ANGEWOHNHEIT

Die Begriffe »Angewohnheit« und »Sucht« werden heutzutage häufig gleichgesetzt. Man spricht von »gewohnheitsmäßigem Drogenkonsum«. Allerdings gibt es einen entscheidenden Unterschied, den Sie sich unbedingt vor Augen führen müssen, denn sonst können Sie weder das Opfer noch die Falle richtig verstehen und bleiben für immer gefährdet.

Für Angewohnheiten gilt, dass man sie im Griff hat. Sie sind vielleicht unangenehm, aber Sie selbst entscheiden, ob Sie ihnen nachgeben. Angewohnheiten können Sie leicht abstellen, wenn Sie das möchten. In Großbritannien sind wir daran gewöhnt, auf der linken Straßenseite zu fahren, aber es fällt uns nicht schwer, im Ausland auf die rechte Seite zu wechseln. Wichtig ist der wahre Grund, aus dem wir uns ein bestimmtes Verhalten angewöhnen. Das kann durchaus ein positiver Grund sein. Wenn dem so ist, wieso sollte man die Angewohnheit abstellen wollen? Es ist äußerst unwahrscheinlich, dass sich jemand absichtlich ein Verhalten angewöhnt, das ihm keinerlei Vorteile bringt – es sei denn natürlich, man hat ihn zu der Überzeugung verleitet, eine schlechte Sache sei vorteilhaft. Genauso ist es bei der Alkoholsucht.

Trinker meinen, dass sie aus freiem Willen trinken, weil es ihnen Genuss bereitet oder hilft. Wenn sie jedoch den Kopf aus dem Sand ziehen und sich die Vor- und Nachteile des Alkoholkonsums vor Augen führen würden, müssten sie zu der Schlussfolgerung kommen: »Das ist idiotisch! Hör sofort damit auf!« Deshalb ist allen Trinkern und allen anderen Süchtigen instinktiv klar, dass ihr Verhalten sehr dumm ist.

Dabei sind sie keineswegs dumm. Eine starke Kraft wirkt auf sie ein: die Sucht. Wer behauptet, er trinke nur aus Gewohnheit, sagt damit in Wirklichkeit: »Ich verstehe selbst nicht, weshalb ich trinke. Ich glaube nicht, dass es wirklich ein Genuss ist. Ich habe mir das einfach angewöhnt, und wenn ich es nur lange genug ohne Alkohol aushalte, löst sich das Problem irgendwann von selbst, und mein Verlangen lässt nach.«

Aber damit machen Sie sich etwas vor.

Der Alkoholfalle entkommen Sie erst dann wirklich,

wenn Sie begreifen, wie die Falle funktioniert und wie Sie überhaupt hineingeraten sind. Nur so befreien Sie sich von der Versuchung, wieder in diese Falle zu tappen. Damit meine ich nicht, dass Sie der Versuchung widerstehen, sondern dass die Versuchung verschwindet. Sie werden kein Bedürfnis und kein Verlangen nach Alkohol mehr haben.

SO BIN ICH NUN MAL.

Die Illusion der Angewohnheit geht oft mit der Überzeugung einher, Ihr Alkoholproblem sei ein Merkmal Ihrer Persönlichkeit. Entweder sehen Sie Ihre gescheiterten Aufhörversuche als persönliche Schwäche – als Mangel an Willenskraft – oder als Veranlagung zum Trinken, auf die Sie keinen Einfluss haben – als Suchtanfälligkeit.

Beide Erklärungen sind faule Ausreden. Im Grunde wollen Sie damit nur sagen: »Ich kann einfach nicht mit dem Trinken aufhören, deshalb muss ich weitermachen.«

Leider erwecken die meisten Informationen zu Süchten wie Trinken, Rauchen und Glücksspiel den Anschein, man brauche zum Aufhören Willenskraft, und es gebe Personen, die von Natur aus suchtanfällig sind. Dass diese Fehlinformationen von angesehenen Organisationen mit den besten Absichten verbreitet werden, macht sie nur noch überzeugender. Wieso sollte eine Organisation, die Menschen wirklich bei ihrem Alkoholproblem helfen will, Fehlinformationen weitergeben, durch die sie noch tiefer in die Falle geraten? Die einfache Antwort lautet: Auch diese Organisationen sind Opfer der Gehirnwäsche.

Denken Sie noch einmal zurück an die Abbildung mit dem Wort STOP. Sobald Sie aus dem richtigen Blickwinkel die wahre Botschaft erkannt haben, lassen Sie sich von der Illusion niemals wieder hinters Licht führen. Deshalb habe ich Sie zu Beginn aufgefordert, aufgeschlossen zu bleiben und die Anweisungen zu befolgen: Die Wahrheit sieht nämlich häufig ganz anders aus, als wir vermuten.

Die Überzeugung, Ihr Alkoholproblem sei auf einen persönlichen Fehler zurückzuführen, ist eine Art Verleugnung. Sie akzeptieren nicht, dass Sie an einer Sucht leiden, und versuchen diese nicht zu überwinden, sondern reden sich ein: »Ich kann nicht anders, ich muss einfach weitertrinken.« Aber wieso sollte jemand, der an einem Alkoholproblem leidet, so etwas sagen? Wieso sollte jemand, der in der elenden Alkoholsucht gefangen ist, Ausreden erfinden, statt sich einfach zu befreien?

Die Antwort lautet, dass diese Menschen fürchten, ohne Alkohol nicht zurechtzukommen, gesellschaftliche Anlässe oder Stress ohne Alkohol nicht überstehen zu können und ein schreckliches Trauma erleben zu müssen, bevor sie frei sind. Zudem fürchten sie, dass sie zeit ihres Lebens dem Verlangen widerstehen müssen, sollten sie erfolgreich aufhören.

IN WIRKLICHKEIT IST ALKOHOL DER AUSLÖSER DIESER ÄNGSTE – SIE SIND NUR ILLUSIONEN. NICHTTRINKER LEIDEN NICHT AN SOLCHEN ÄNGSTEN. TRINKER TRINKEN, WEIL SIE ALKOHOLSÜCHTIG SIND.

Wie alle Süchtigen lügen auch Alkoholiker. Sie lügen sich selbst und anderen etwas vor. Sie lügen, um die Illusionen aufrechtzuerhalten, die ihnen ermöglichen, sich vorzumachen, sie hätten alles im Griff.

> *Zwiedenken bedeutet die Gabe, gleichzeitig zwei einander widersprechende Ansichten zu hegen und beide gelten zu lassen.*
>
> **George Orwell**

Aber wenn die Alternative Aufrichtigkeit und Freiheit lautet, warum um alles in der Welt entscheiden sie sich für Lügen und Gefangenschaft?

Die Antwort lässt sich in dem einen Wort zusammenfassen, das jeder Art von Sucht zugrunde liegt:

ANGST

- Alkohol beeinträchtigt Ihr Urteilsvermögen.
- Alkohol beeinträchtigt Ihre sozialen Kompetenzen.
- Alkohol verursacht Stress und Angst.
- Schüchternheit und Hemmungen erfüllen einen sinnvollen Zweck. Gleiches gilt für Anspannung und Stress.

8.

Angst

Trinker erleben ein Tauziehen mit der Angst, aufgrund dessen sie es nicht wagen, überhaupt einen Aufhörversuch zu starten.

Trinker erfinden Ausreden, weil sie sich nicht trauen, einen Aufhörversuch zu starten. Sie sind überzeugt davon, dass Trinken echten Genuss verschafft oder ihnen hilft, und haben Angst vor einem Leben ohne Alkohol. Gleichzeitig ist ihnen durchaus klar, wie sehr sie sich und ihren Lieben schaden, und sie haben die schlimmsten Befürchtungen, wie das alles enden soll.

Dieses Tauziehen der Angst ist ein typisches Merkmal der Sucht und zeigt sich in Äußerungen wie:

»Ich weiß, dass der Alkohol mein Leben zerstört, aber er ist meine einzige Stütze.«

»Ich habe Angst, meine Familie zu verlieren, aber ich kann mir ein Leben ohne Alkohol einfach nicht vorstellen.«

Angst ist sowohl eine instinktive als auch eine intellektuelle Reaktion. Der Instinkt ruft, wie bereits im letzten Kapitel erläutert, eine Kampf-oder-Flucht-Reaktion hervor, weist uns auf Gefahren hin und sorgt dafür, dass wir in möglichen Gefahrensituationen misstrauisch sind. Deshalb sichert er uns das Überleben. Allerdings fürchten wir uns manchmal auch vor eingebildeten Gefahren. Durch unseren Intellekt können wir mögliche Gefahren erkennen und vermeiden – manchmal gehen wir dabei zu weit und fürchten uns vor Gefahren, für die es gar keine Anzeichen gibt.

Die Angst vor dem Verlust des Arbeitsplatzes beispielsweise ist eine intellektuelle Angst. Wir haben gelernt, welche Folgen Arbeitslosigkeit haben kann – zum Beispiel Geldnöte, Zwangsversteigerungen, Verzicht auf Vergnügungen und liebgewonnene Annehmlichkeiten –, und setzen deshalb alles in unserer Macht Stehende daran, unseren Job zu behalten und uns unersetzlich zu machen, selbst wenn wir gar nicht unmittelbar von einer Entlassung bedroht sind.

In diesem Fall ist unser Intellekt sehr nützlich. Aber was ist, wenn Ihre Ängste auf Fehlinformationen beruhen? Stellen wir uns einmal vor, Sie lesen in einer Zeitschrift, dass Obst Krebs verursacht. Sie würden dann vermutlich kein Obst mehr essen. Zudem würden Sie sich Sorgen machen, weil Sie bislang schon sehr viel Obst gegessen haben.

Dass Obst Krebs verursachen könnte, habe ich zwar noch nie gehört, aber wir werden in schöner Regelmäßigkeit mit ganz ähnlichen Schreckensmeldungen bombardiert. Manche beruhen auf fundierten Beweisen, andere sind gänzlich absurd. Wir als Verbraucher wissen nicht, was wir glauben können, und verbringen deshalb viel Zeit unseres Lebens mit Sorgen über Dinge, die niemals geschehen werden, während wir tatsächliche Risiken eher gleichgültig hinnehmen.

Angst ist die Grundlage der Sucht. Sie ist die Kraft, der die Falle ihre Macht verdankt. Süchtige werden zu der Überzeugung verleitet, dass ihnen die Droge Genuss oder Hilfe bietet. Dieser Trick ist deshalb so genial, weil er sozusagen rückwärts abläuft. Das leicht unbehagliche Gefühl der Leere und Unsicherheit verspüren Sie nur, wenn Sie gerade nicht trinken. Wenn Sie dann Alkohol zu sich nehmen, wird dieses Gefühl ein wenig gelindert, sodass der Eindruck entsteht, der Alkohol tue Ihnen gut. Dabei hat er das unbehagliche Gefühl überhaupt erst verursacht. Je mehr Sie trinken, desto schlechter fühlen Sie sich und desto stärker wird das Verlangen nach dem Mittel, das Sie für die letzte Stütze halten.

Deshalb ist der Trinker immer der Verlierer, solange er in der Falle sitzt. Wenn Sie trinken, wünschen Sie sich,

Sie müssten es nicht tun. Alkohol erscheint nur dann besonders kostbar, wenn Sie nicht trinken können. Was soll das für ein Genuss sein?

SOBALD SIE DIE FALLE WIRKLICH DURCHSCHAUT HABEN, WERDEN SIE KEIN BEDÜRFNIS ODER VERLANGEN NACH ALKOHOL MEHR HABEN.

ANGST VOR DEM SCHEITERN

Alkoholsucht lässt sich mit einem Gefängnisaufenthalt vergleichen. Jeder Lebensbereich wird vom Alkohol bestimmt: der Tagesablauf, die Hoffnungen, die Wahrnehmung, die Sorgen. Natürlich sind Sie nicht tatsächlich gefangen. Es gibt keine Wände oder Gitterstäbe. Das Gefängnis existiert lediglich in Ihrem Kopf. Solange Sie jedoch dem Alkohol ausgeliefert sind, werden Sie genau die gleichen psychischen Symptome erleben wie ein Häftling, der in einer Zelle sitzt.

Wenn Sie schon einmal vergeblich versucht haben, mit dem Trinken aufzuhören, wissen Sie bereits, dass Sie sich danach noch hilfloser fühlen als vor Ihrem Aufhörversuch. Sicher haben Sie schon einmal in einem Film gesehen, wie ein Gefangener, der in eine Zelle geworfen wird, zuerst zur Tür läuft und am Griff rüttelt. Damit bestätigt sich seine missliche Lage: Er ist tatsächlich eingesperrt.

Genauso fühlt sich ein Süchtiger nach einem vergeblichen Aufhörversuch. Die Überzeugung, dass er in einem Gefängnis sitzt, aus dem es kein Entkommen gibt, verstärkt sich. Diese Erfahrung kann sehr niederschmetternd sein, und viele Menschen kommen deshalb zu dem Schluss, dass sie sich einen solchen Rückschlag lieber ersparen, indem sie es überhaupt nicht erst versuchen. Wir schieben den »schlimmen Tag« so lange wie möglich auf, da wir fürchten, ein unerträgliches Trauma durchleben zu müssen, um dann am Ende höchstwahrscheinlich zu scheitern.

Die Angst hält uns in der elenden Sucht gefangen und verhindert, dass wir das Risiko eines Scheiterns eingehen. Dabei verkennen wir Folgendes:

WER AN DER GEFÄNGNISTÜR RÜTTELT UND FESTSTELLT, DASS SIE FEST VERSCHLOSSEN IST, VERSUCHT LEDIGLICH, MIT DER FALSCHEN METHODE ZU ENTKOMMEN.

Die Angst vor dem Scheitern ergibt hier keinen Sinn, denn das gefürchtete Ereignis ist bereits eingetreten. Sie sind bereits süchtig. Bei einer Alkoholsucht bedeutet das, dass Sie zwanghaft trinken, obwohl es Ihr Leben ruiniert und Sie unglücklich macht. Solange dieser Zustand andauert, werden Sie sich als Versager fühlen.

Wird die Angst vor dem Scheitern jedoch in die richtigen Bahnen gelenkt, kann sie durchaus einen positiven Effekt haben. Eben dieses Gefühl bewirkt nämlich, dass sich ein Läufer am Startblock, die Ballerina hinter dem Vorhang oder der Student vor der Prüfung richtig konzentriert. Die Angst vor dem Scheitern ist die kleine Stimme in Ihrem Kopf, die dafür sorgt, dass Sie sich gründlich vorbereiten, sich an alles Einstudierte und Trainierte erinnern und nichts dem Zufall überlassen.

Die Angst vor dem Scheitern, die ein Süchtiger verspürt, beruht hingegen auf einer Illusion. Sie haben nämlich nichts zu verlieren, wenn Sie versuchen aufzuhören – selbst wenn Sie tatsächlich scheitern sollten. Versuchen Sie es jedoch gar nicht erst, bleiben Sie auf jeden Fall dauerhaft in der Falle. Mit anderen Worten:

WENN SIE SICH DER ANGST VOR DEM SCHEITERN GESCHLAGEN GEBEN, PASSIERT UNWEIGERLICH GENAU DAS, WOVOR SIE SICH FÜRCHTEN.

Die Angst vor dem Scheitern ist jedoch nicht die einzige Befürchtung, die Süchtige in der Falle gefangen hält.

ANGST VOR DEM ERFOLG

Es ist eine traurige Tatsache, dass viele Menschen, die eine lange Haftstrafe hinter sich haben, schon bald nach ihrer Entlassung erneut eine Straftat begehen. Das liegt nicht unbedingt daran, dass sie nicht aus ihren Fehlern gelernt hätten, in manchen Fällen möchten diese Leute tatsächlich zurück hinter Gitter. Sie sehnen sich nach der »Sicherheit« der Gefängniszelle. Das Leben in Freiheit ist für sie fremd und furchteinflößend, furchteinflößender als das Leben in Gefangenschaft. Es ist ihnen nicht vertraut, und sie fühlen sich nicht in der Lage, es zu bewältigen.

Die gleiche Angst kennen auch Süchtige. Sie fürchten, sie könnten das Leben ohne ihre vertraute »Hilfe« nicht genießen oder bewältigen, sie müssten ein schlimmes Trauma durchleben, um ihre Sucht loszuwerden, und seien dann zu einem Leben voller Entbehrung und Verzicht verdammt.

Für einen Alkoholiker bedeutet Scheitern, dass er in der alten, vertrauten Zelle bleiben kann; Erfolg bedeutet hingegen den Schritt ins Unbekannte, der sie beunruhigt. Vielleicht geht es auch Ihnen wie einem solchen Langzeithäftling, und Sie fürchten sich vor einem Leben in Freiheit, weil Sie meinen, es erfordere viel Selbstdisziplin, Verzicht und Entbehrung.

Vielleicht wurden Sie zu der Überzeugung verleitet, ein Leben ohne Alkohol sei langweilig. Obgleich Sie genau wissen, welches Unheil Ihr Trinkverhalten anrichtet, sehen Sie es möglicherweise als Teil Ihrer Persönlichkeit. Vielleicht finden Sie es im Grunde auch gar nicht so schlecht und meinen, es verleihe Ihnen eine gewisse charismatische Verruchtheit. Schließlich stellt Hollywood starke Trinker, Kettenraucher und Spieler so dar, dass sie durchaus attraktiv wirken. Die Helden in Büchern und Filmen weisen häufig eine oder mehrere dieser Eigenschaften auf, und das impliziert, dass sie genau deshalb menschlich, charmant, aufregend und liebenswert sind.

Das empfinden vielleicht die Zuschauer so, doch im echten Leben sind solche Menschen unglücklich und unerträgliche Zeitgenossen.

DAS TAUZIEHEN GEWINNEN

Räumen Sie mit diesen Illusionen auf und machen Sie sich eines klar: Das Gefühl der Panik, das Sie vor einem Aufhörversuch zurückschrecken lässt, wird vom Alkohol ausgelöst und nicht etwa gelindert. Wenn Sie aufhören, haben Sie die wunderbare Gewissheit, niemals wieder darunter leiden zu müssen. Das Tauziehen mit der Angst lässt sich ganz leicht gewinnen, da auf der einen Seite nur Illusionen stehen. Sobald die Illusionen durchschaut sind, gibt es keinen Willenskonflikt mehr, Ihr Wille lenkt Sie nur noch in eine Richtung – fort vom Alkohol.

VERZICHTEN SIE AUF ALKOHOL,
DANN SCHWINDET AUCH DIE ANGST.

Wenn ich Ihnen jetzt den Körper und Geist geben könnte, den Sie haben werden, sobald Sie sich mit Hilfe meiner Methode befreit haben, würden Sie sich ungläubig fragen: »Werde ich mich wirklich so gut fühlen?« Statt Angst würden Sie Begeisterung verspüren, statt Verzweiflung Optimismus, statt Selbstzweifeln Zuversicht, statt Antriebslosigkeit neue Energie. Auch Ihre körperliche Gesundheit wird sich radikal verbessern. Sie werden ungeahnte Kraft verspüren und sich zudem richtig entspannen können.

Vielleicht haben Sie in der Vergangenheit schon einmal versucht, mit dem Trinken aufzuhören, und ein paar Wochen, Monate oder gar Jahre ohne Alkohol durchgehalten, obgleich sie ihn nach wie vor vermisst haben. Glauben Sie mir, meine Methode ist anders. Alkohol wird Ihnen nicht fehlen. Sie üben keinen Verzicht. Sie müssen kein Opfer bringen. Stattdessen wird etwas aus Ihrem Leben verbannt, das Sie unglücklich gemacht hat.

ES GIBT NICHTS ZU BEFÜRCHTEN.

Statt fehlender Kontrolle über Ihr Trinkverhalten haben Sie künftig die absolute Kontrolle – statt keiner Wahl die absolut freie Wahl.

Ein Teil von Ihnen hält Alkohol für Ihren Freund, Ihren treuen Begleiter und Helfer. Machen Sie sich unmissverständlich klar, dass dies eine Illusion ist. Alkohol ist Ihr schlimmster Feind und bietet keinerlei Unterstützung, sondern stürzt Sie vielmehr immer tiefer ins

Elend. Das wissen Sie instinktiv, also lassen Sie sich von Ihren Instinkten leiten.

ALLE ZWEIFEL BESEITIGEN

Führen Sie sich die vielen guten Dinge vor Augen, die Sie erwarten, wenn Sie Ihr Alkoholproblem überwinden. Denken Sie an die enorme Selbstachtung, die Sie dann haben werden, an die Zeit und die Energie, die Sie künftig sparen – schließlich verbannen Sie nicht nur den Alkohol aus Ihrem Leben, sondern auch all die Vertuschungsmaßnahmen, die Lügen gegenüber Freunden und Angehörigen, das Täuschen Ihrer Kollegen und die Bemühungen, sich selbst weiszumachen, Sie hätten alles im Griff.

Das leichte Hochgefühl, das Sie immer dann verspüren, wenn Sie Ihrer Sucht nachgeben, vermittelt nur eine kleine Vorahnung davon, wie sich ein Nichttrinker immer fühlt – und wie Sie sich fühlen werden, wenn Sie dauerhaft frei sind. Würden Sie sich nicht gerne immer so fühlen, ohne Mühe oder Kosten und ohne die schrecklichen Tiefschläge, die eine Alkoholsucht mit sich bringt?

Würden Sie einem Heroinsüchtigen, der unter seiner elenden Drogensucht leidet, etwa raten, sich weiter Heroin zu spritzen, um nicht auf das »wunderbare Hochgefühl« verzichten zu müssen, das er bei jedem Schuss verspürt? Natürlich nicht! Sie würden erkennen, dass dieses »Hochgefühl« lediglich die Linderung der Entzugserscheinungen ist, die sich einstellen, wenn die Droge den Körper verlässt. Es wäre Ihnen vollkommen klar, dass sich ein Entzug nur dann dauerhaft überwinden lässt, wenn man die Droge nicht mehr nimmt.

Vielleicht meinen Sie, Ihr Problem sei nicht so schlimm wie eine Heroinsucht. Ich kann Ihnen versichern, dass alle Süchtigen in der gleichen Falle sitzen. Betrachten Sie sich selbst so kritisch, wie Sie einen Heroinsüchtigen sehen würden, und erteilen Sie sich den einzigen logischen Ratschlag:

SCHLUSS MIT DEM ALKOHOL!

Wie simpel diese Lösung ist, erkennen Trinker nur deshalb nicht, weil die Gehirnwäsche das Tauziehen mit der Angst ausgelöst hat. Sobald Sie durchschaut haben, dass es nichts zu befürchten gibt, dass Sie auf nichts verzichten müssen und Ihnen nichts entgeht, ist das Aufhören ganz leicht.

Bislang habe ich Ihnen drei Anweisungen erteilt, damit Sie die richtige Einstellung entwickeln und dieses Buch Ihnen dabei helfen kann, Ihr Alkoholproblem zu überwinden:

1. Befolgen Sie sämtliche Anweisungen!
2. Bleiben Sie aufgeschlossen!
3. Starten Sie voller Vorfreude!

Trinken hat absolut keine Vorteile, und die Überzeugungen, die Sie in der Alkoholfalle gefangen halten, sind reine Illusion. Wenn Sie aufhören, werden Sie alles gewinnen und nichts verlieren. Es gibt nichts zu befürchten. Sobald Sie frei sind, wird das Leben unendlich viel schöner.

Vielleicht fürchten Sie, das Aufhören an sich sei ein qualvoller Prozess. Möglicherweise haben Sie schon einmal die Methode Willenskraft ausprobiert und dies als schreckliche Qual empfunden. Das liegt daran, dass die Methode Willenskraft nicht funktioniert. Sie bewirkt, dass ein Gefühl des Verzichts entsteht, und deshalb werden Sie niemals richtig frei – das werde ich im nächsten Kapitel noch näher erläutern.

Nun ist es Zeit für meine vierte Anweisung:

ZWEIFELN SIE NIE AN IHREM ENTSCHLUSS, MIT DEM TRINKEN AUFZUHÖREN!

Ich möchte, dass Sie sich alles in Erinnerung rufen, was wir bis jetzt besprochen haben, und sich sicher sind, dass Sie alles verstanden haben und akzeptieren. Wenn Ihnen eine der Anweisungen Schwierigkeiten bereitet, lesen Sie sich noch einmal das betreffende Kapitel durch, damit Ihnen die Zusammenhänge klar werden. Es ist ganz wichtig, dass Sie die Anweisungen nicht nur befolgen, sondern auch verstehen.

Manchmal haben wir es in unseren Zentren mit Menschen zu tun, die behaupten, sämtliche Anweisungen zu verstehen, aber nach wie vor Verlangen nach Alkohol verspüren. Diese Leute haben an irgendeiner Stelle nicht richtig aufgepasst, deshalb müssen sie unbedingt ermitteln, wo das Problem liegt. Oft mangelt es an der richtigen Aufgeschlossenheit. Wenn Sie sämtliche Anweisungen befolgen, werden Sie kein Verlangen nach Alkohol mehr verspüren. Und sobald das Verlangen schwindet, öffnet sich die Gefängnistür.

~ ZUSAMMENFASSUNG ~

- Trinker werden durch ein Tauziehen mit der Angst hin- und hergerissen.
- Wenn Sie der Angst vor dem Scheitern nachgeben, ist das Scheitern garantiert.
- Die Angst vor dem Erfolg beruht auf Illusionen.
- Die Angst wird durch Alkohol ausgelöst. Wenn Sie mit dem Trinken aufhören, verschwindet auch die Angst.
- Führen Sie sich die wunderbaren Vorteile vor Augen, die Sie erwarten, wenn Sie frei sind.
- Zweifeln Sie niemals an Ihrem Entschluss, mit dem Trinken aufzuhören.

9.

Willenskraft

~ IN DIESEM KAPITEL ~

- Der schwere Weg
- Wie willensschwach sind Sie?
- Ein endloser Kampf
- Ganz einfach Schluss machen
- Aufschneider und Jammerlappen

Sie irren sich, wenn Sie meinen, Sie könnten nicht mit dem Trinken aufhören, weil es Ihnen an Willenskraft fehlt.

Wenn es so leicht ist, mit dem Trinken aufzuhören, wieso tun sich dann so viele Menschen so unglaublich schwer damit? Der Grund ist ganz einfach: Sie versuchen es mit der falschen Methode.

Die einfachsten Dinge sind außerordentlich schwer, wenn man sie falsch angeht. Eine Tür ist ein gutes Beispiel. Jeder weiß, wie man eine Tür öffnet – man drückt die Klinke herunter, dann schwingt sie ganz mühelos auf. Sicher kennen Sie auch Türen ohne Klinke, die man einfach nur aufdrücken muss. Drückt man auf der falschen Seite, also dort, wo sich die Scharniere befinden, leistet die Tür Widerstand. Sie mag sich ein wenig bewegen, schwingt aber nicht weit auf. Es sei denn, man wendet außerordentlich viel Kraft und Entschlossenheit auf. Drücken Sie dagegen auf der richtigen Seite, so öffnet sich die Tür mühelos.

Die meisten Trinker haben beim Aufhören keinen Erfolg, weil sie auf die Methode Willenskraft setzen. Das ist nicht ihre Schuld. Die gängige Meinung von Behörden und Gesundheitsorganisationen lautet, zum Aufhören sei Willenskraft notwendig. Lediglich die Easyway-Methode verfolgt einen anderen Ansatz. Wer mit der Methode Willenskraft aufhören will, leidet an einem ständigen Willenskonflikt, einem inneren Tauziehen. Auf der einen Seite steht Ihr rationaler Verstand, der weiß, dass Sie mit dem Trinken aufhören sollten, weil es Ihnen schadet, ein Vermögen kostet, Ihr Leben kontrolliert und Sie ins Unglück stürzt. Auf der anderen Seite befindet sich das süchtige Gehirn, das bei dem Gedanken, auf Ihren Genuss oder Ihr Hilfsmittel verzichten zu müssen, in Panik gerät. Mit der Methode Willenskraft konzentrieren Sie sich auf die vielen Gründe, die für das Aufhören sprechen, und hoffen, dass Sie so lange ohne Alkohol aushalten, bis das Verlangen nach einem Drink für immer verschwindet.

Das grundlegende Problem bei diesem Ansatz besteht darin, dass Sie Trinken nach wie vor als Genuss oder

Hilfsmittel sehen und deshalb den Eindruck haben, Sie müssten ein Opfer bringen. Sie zwingen sich zu selbstauferlegten Qualen und leiden wie ein Kind, dem man sein Lieblingsspielzeug weggenommen hat. Dieses Gefühl des Verzichts macht Sie unglücklich, und das wiederum bewirkt, dass Sie sich von genau der Sache Trost versprechen, auf die Sie künftig verzichten wollten – Alkohol.

Willenskraft brauchen Sie nur dann, wenn ein Willenskonflikt vorliegt. Diesen Konflikt werden wir abstellen, indem wir eine Seite des Tauziehens beseitigen, sodass nur die Seite bleibt, die nicht mehr trinken will. Der Versuch, für den Rest Ihres Lebens mit bloßer Willenskraft gegen das Verlangen nach Alkohol anzukämpfen, ist zum Scheitern verurteilt und wird Sie nicht glücklich machen – denn dafür muss das Verlangen an sich abgestellt werden.

*DIE EASYWAY-METHODE VON ALLEN CARR
ERFORDERT KEINE WILLENSKRAFT,
DA SIE DIE ILLUSION VON VERZICHT ABSTELLT.*

Manchen Menschen gelingt es tatsächlich, durch bloße Willenskraft mit dem Trinken, Rauchen, Glücksspielen oder anderen Süchten aufzuhören, doch ihre Sucht werden sie auf diese Weise niemals richtig los – warum das so ist, werde ich gleich näher erläutern. In den meisten Fällen führt die Methode Willenskraft jedoch nicht zum Erfolg, sodass sie wieder in der Falle landen und sich noch hilfloser und unglücklicher fühlen als zuvor.

FORDERT MAN JEMANDEN AUF, MIT DER METHODE WILLENSKRAFT AUFZUHÖREN, SO RÄT MAN IHM IM GRUNDE, DIE TÜR DURCH DRUCK GEGEN DIE SCHARNIERE ZU ÖFFNEN.

WIE WILLENSSCHWACH SIND SIE?

Die Methode Willenskraft gilt gemeinhin als der einzige Weg, eine Sucht zu überwinden, und wer scheitert und in der Falle bleibt, den betrachtet man als willensschwach. Man geht davon aus, der Mensch habe versagt, nicht die Methode.

Vielleicht glauben Sie, dass Sie aus genau diesem Grund bislang nicht mit dem Trinken aufhören konnten: weil es Ihnen an Willenskraft fehlt. Wenn dem so ist, haben Sie die Falle, in der Sie stecken, noch nicht richtig durchschaut.

Überlegen Sie einmal genau, ob Sie in anderer Hinsicht willensschwach sind. Vielleicht rauchen Sie, oder Sie essen zu viel und sehen dies als weitere Anzeichen für einen schwachen Willen. Zwar haben alle Süchte etwas gemein, doch die Gemeinsamkeit liegt nicht darin, dass sie ein Zeichen für Willensschwäche wären. Ganz im Gegenteil: Sie sprechen vielmehr für einen starken Willen. Gemeinsam ist ihnen, dass es sich dabei um Fallen handelt, die durch Fehlinformationen und falsche Überzeugungen entstanden sind. Besonders irreführend ist dabei die Behauptung, zum Aufhören sei Willenskraft nötig.

MIT EIGENEN WORTEN: RACHEL

Als Leiterin eines Sportzentrums musste ich mich in den 1980er-Jahren in einer Männerdomäne behaupten. Manchmal stand ich dabei ziemlich unter Druck, aber ich genoss die Herausforderung und fand es toll, wenn ich meinen Willen durchsetzen konnte. Ehrlich gesagt gelang mir das fast immer. Ich glaube, etliche Männer, mit denen ich arbeitete, hatten etwas Angst vor mir! Aber wir kamen gut zurecht und gingen oft gemeinsam etwas trinken, sowohl beruflich als auch privat.

Mit Ende Zwanzig wollte ich eine Familie gründen und deshalb zuallererst meinen Alkoholkonsum reduzieren. Ich wollte für das Baby ganz gesund sein. Ich hatte gedacht, es würde sofort klappen, aber als immer mehr Zeit verging, ohne dass ich schwanger wurde, begann ich, mich abends mit einem Drink zu trösten. Schon bald genehmigte ich mir auch schon mittags einen oder zwei, und kurze Zeit später trank ich wieder so viel wie zuvor.

Als ich wegen des unerfüllten Kinderwunschs mit meiner Ärztin sprach, fragte sie mich, wie viel ich trinke. Ich sagte ihr nicht die ganze Wahrheit, dennoch war sie über meine Antwort erstaunt und meinte, ich solle lieber aufhören. Und das versuchte ich auch. Ich versuchte es mit aller Kraft, aber obwohl ich einen sehr guten Grund zum Aufhören hatte, ließ sich das Verlangen nach Alkohol einfach nicht abstellen. Das war sehr frustrierend für mich. Ich war es gewohnt, dass ich alles erreichen konnte, wenn ich es mir nur fest vornahm. In Bezug auf Alkohol war ich aber offenbar zu willensschwach. Mittlerweile habe ich in einem Easyway-Zentrum von Allen Carr mit dem Trinken aufgehört und begriffen, wo das Problem lag: Es war keine Willensschwäche, sondern vielmehr die Überzeugung, ich müsse mir einen echten Genuss versagen. Da ich besonders willensstark bin, blieb ich besonders hartnäckig bei dieser Überzeugung und drängte mich damit selbst in die Ecke. Mit der Easyway-Methode brauchte ich übrigens überhaupt keine Willenskraft, und Alkohol habe ich seither nicht vermisst.

Nur willensstarke Menschen können auf Dauer etwas tun, das sämtlichen Instinkten widerspricht. Sie wissen genau, dass Alkohol Sie immer weiter ins Abseits drängt, ungeheuren Stress und Unglück bedeutet, eine Gefahr für Ihre Beziehung, Ihre Gesundheit, Ihre berufliche Laufbahn und Ihr Leben darstellt – und doch trinken

Sie weiter. Willensschwache Personen sind zu so etwas nicht in der Lage.

Wenn Sie Ihr Leben so organisieren, dass Sie klammheimlich Alkohol kaufen können, ohne dass jemand Verdacht schöpft, wenn Sie frühmorgens aufstehen oder abends besonders lange wach bleiben, damit Sie von Ihrer Familie unbemerkt trinken können, wenn Sie sich von Freunden Geld leihen und die wahren Gründe dafür vertuschen, wenn Sie alles, was Ihnen früher Freude bereitet hat, aufgeben, weil Sie sich nur noch für Alkohol interessieren … all das zeigt, dass Sie einen starken Willen haben.

Stellen wir uns vor, Sie versuchen, eine Tür durch Druck gegen die Scharniere zu öffnen, und jemand verrät Ihnen, es sei leichter, die Klinke zu benutzen. Trotzdem drücken Sie beharrlich weiter gegen die Scharniere. Ein solches Verhalten ist nicht willensschwach, sondern willensstark.

Ein ehemaliger Häftling, der schon bald nach der Entlassung die nächste Straftat begeht, ist nicht willensschwach, sondern zeigt einen starken Willen, wieder ins Gefängnis zu kommen. Ein Verbrechen begeht man nur, wenn man fest dazu entschlossen ist.

Denken Sie nur an die vielen Menschen, die an Alkoholproblemen leiden. Viele berühmte Beispiele zeigen, dass übermäßiges Trinken nicht nur Willensschwache betrifft. Präsidenten, Industriebosse, Filmstars, Sänger, Sportgrößen, Schriftsteller … die Entzugskliniken sind voll mit erfolgreichen Menschen, die sich auf ihrem Gebiet einen großen Namen gemacht haben. Sie alle haben sich ihre Position mit Entschlossenheit und harter Arbeit gesichert. Mit anderen Worten: Sie hatten ungeheure Willenskraft. Wieso also sollte es ihnen in dieser einen Hinsicht an Willenskraft fehlen?

Ich bin mir sicher, dass Sie auch bei sich selbst Anzeichen für einen starken Willen finden. Wie reagieren Sie, wenn man Ihnen sagt, Sie müssten sich ändern und Ihr Alkoholproblem in den Griff bekommen? Ist es nicht so, dass Sie dann genau das Gegenteil tun? Würden Sie das nicht als willensstark bezeichnen?

Tatsächlich fällt es besonders willensstarken Menschen meist besonders schwer, mit Willenskraft aufzuhören.

Wieso das so ist? Nun, bei der Methode Willenskraft bringen Sie sich selbst in eine Lage, in der Sie sich fühlen wie ein Kind, dem man das Lieblingsspielzeug weggenommen hat. Welches Kind hält einen Wutanfall wohl besonders lange durch – ein willensschwaches oder ein willensstarkes?

Wer versucht, mit reiner Willenskraft aufzuhören, hat einen immerwährenden Kampf vor sich. Solange man weiterhin glaubt, auf etwas zu verzichten, hat man stets das Gefühl, dass einem etwas entgeht. Je stärker die Willenskraft, desto länger dauern die Qualen an. Jim war willensstark genug, um neun Monate lang durchzuhalten, doch je länger er den Verzicht hinnahm, desto stärker wurde sein Verlangen nach Alkohol.

MIT EIGENEN WORTEN: JIM

Einmal habe ich neun Monate lang mit dem Trinken aufgehört. Ich schüttete jeden Tropfen Alkohol weg und setzte keinen Fuß mehr in die Kneipe. Manchmal brauchte ich dafür ungeheure Willenskraft. Die ganze Zeit über klammerte ich mich an den Gedanken, es würde irgendwann leichter werden.

Doch nach neun Monaten hielt ich es nicht mehr aus. Der erste Drink war eine enorme Erleichterung, aber machte er mich glücklich? Keineswegs. Ich weinte wie ein Kind. Ich fühlte mich wie ein absoluter Versager und war überzeugt davon, dass ich dieser Sucht mein Leben lang ausgeliefert sein würde – und dass dieses Leben kürzer sein würde, als ich immer gehofft hatte.

Besonders schlimm war für mich das Gefühl, kurz vor der Ziellinie gescheitert zu sein. Ich dachte allen Ernstes, ich hätte den Kampf fast gewonnen, weil ich so lange ohne Alkohol durchgehalten hatte. Ich konnte nicht begreifen, wieso ich nicht noch ein wenig länger stark geblieben war. Mittlerweile ist mir jedoch klar, dass ich die Ziellinie keineswegs fast erreicht hatte. In Wirklichkeit gibt es überhaupt keine Ziellinie. Der Versuch, mit der Methode Willenskraft aufzuhören, hatte mich zu lebenslangen Qualen verurteilt.

MÜHELOS DAS ZIEL ERREICHEN

Mit der Easyway-Methode erleben Sie das wunderbare Gefühl, das Ziel erreicht zu haben, bereits dann, wenn Sie die Angst und die Illusionen überwinden und mit dem Trinken aufhören. Denn dann sind Sie frei von der Sucht, die Sie bislang fest im Griff hatte. Sie müssen sich klarmachen, dass Sie dieses Ziel NICHT erreichen, wenn Sie sich selbst zum Leiden verurteilen.

Leiden hat keinen Sinn. In Kapitel 4 habe ich bereits erläutert, dass es Sie keineswegs beim Aufhören unterstützt, sondern vielmehr dazu beiträgt, dass Sie süchtig bleiben, denn:

1. Es verstärkt den Mythos, Aufhören sei schwer, und steigert deshalb Ihre Angst.
2. Es lässt ein Gefühl des Verzichts entstehen, das Sie auf die übliche Weise lindern wollen – so geraten Sie wieder in die Falle.

Wenn Sie erst einmal mit der Methode Willenskraft gescheitert sind, wird jeder weitere Versuch noch viel schwerer, weil Sie genau wie Jim nun erst recht der Überzeugung sind, dass es für Ihr Problem keine Lösung gibt. Wer einen vergeblichen Aufhörversuch mit Willenskraft hinter sich hat, wird berichten, wie befreiend das Gefühl war, endlich nachzugeben und sich wieder einen Drink zu genehmigen. Sie müssen unbedingt begreifen, dass es sich bei dieser Erleichterung lediglich um das vorübergehende Ende eines selbstzugefügten Schmerzes handelte. Der Trinker dachte keineswegs: »Super! Endlich sitze ich wieder in der Alkoholfalle!« Er empfand keinen Genuss, sondern fühlte sich als Versager und hatte böse Vorahnungen, Schuldgefühle und ein schlechtes Gewissen.

Der erste Drink nach einem Aufhörversuch ist keineswegs ein Genuss, ganz gleich, was andere Ihnen erzählen mögen. Diese Menschen verwechseln Genuss mit der Erleichterung, die durch das Ende des psychischen Verlangens hervorgerufen wird. Ausgelöst wurde dieses Verlangen durch den Verzicht – doch mit der Easyway-Methode gibt es keinen Verzicht.

ANDERE AUFHÖRER

Vielleicht kennen Sie Menschen, die versuchen, ihren Alkoholismus oder eine andere Sucht mit der Methode Willenskraft zu überwinden. Möglicherweise bewundern Sie deren Entschlossenheit und wünschen sich, Sie könnten das auch schaffen. STOPP! Denken Sie daran, was ich Ihnen über die Methode Willenskraft erläutert habe, und erkennen Sie die Wahrheit.

Menschen, die mit bloßer Willenskraft aufhören wollen, können Ihrem eigenen Aufhörwunsch schaden. Entweder brüsten sie sich damit, welch großes Opfer sie bringen, oder sie jammern deswegen. In jedem Fall verstärken sie den Irrglauben, ein Aufhörversuch gehe mit Verzicht einher.

Es ist ganz wichtig, dass Sie sämtliche Ratschläge von Personen ignorieren, die behaupten, mit der Methode Willenskraft aufgehört zu haben. Die schöne Wahrheit lautet nämlich, dass überhaupt kein Opfer nötig ist.

Bald schon werden Sie ein glücklicher Nichttrinker sein. Dazu müssen Sie lediglich begreifen, dass Sie nichts »aufgeben«.

Willenskraft brauchen Sie nur dann, wenn Sie das Tauziehen mit der Angst erleben.

Verschwindet die Angst auf der einen Seite, ist das Tauziehen vorbei. So einfach ist das.

Jim wartete auf den Moment, in dem die Qualen ein Ende nehmen und er ein glücklicher Nichttrinker sein würde. Dabei ist keine Wartezeit nötig. Ein glücklicher Nichttrinker werden Sie von dem Moment an, in dem Sie sämtliche Illusionen durchschauen, die Sie in die Alkoholfalle geführt haben, sich von der Angst befreien und voller Freude und Begeisterung mit dem Trinken aufhören.

Wenn Sie mir bis hierher gefolgt sind und durchschaut haben, dass die Überzeugungen, die Sie in der Alkoholfalle gefangen halten, nur Illusionen sind, dass Sie keinerlei Willenskraft benötigen, um mit dem Trinken aufzuhören, und dass es nichts zu befürchten gibt, sollten Sie bereits Begeisterung verspüren. Sie haben einen wichtigen Schritt zur Lösung Ihres Alkoholproblems getan.

BALD SCHON HABEN SIE IHR LEBEN WIEDER IM GRIFF UND WISSEN, DASS SIE DEM ALKOHOL NICHT MEHR AUSGELIEFERT SIND. SIE HABEN DANN WIEDER DIE KONTROLLE UND SIND FREI.

Ist das nicht ein Grund zum Feiern?

Allerdings gibt es noch ein weiteres Hindernis, das dazu führen könnte, dass Sie noch keine Begeisterung verspüren. Nicht jeder, der mit der Methode Willenskraft scheitert, hält sich anschließend für willensschwach. Manche Menschen verkennen den wahren Grund für ihren Misserfolg und meinen, es müsse sich um eine persönliche Schwäche handeln, auf die sie keinen Einfluss haben. Wenn alle anderen Erklärungen versagen, bleibt die eine Theorie, mit der sich ideal entschuldigen lässt, warum man in der Falle bleibt: die sogenannte »Suchtanfälligkeit«.

~~~~~~~~~~~~~~~~~~~~~~~~~~~ **ZUSAMMENFASSUNG** ~

- Aufhören ist nur schwer, wenn man es mit der falschen Methode versucht.
- Sucht ist kein Zeichen von Willensschwäche, sondern oft genau das Gegenteil.
- Mit der Methode Willenskraft kommen Sie niemals ans Ziel.

- Wer sich damit brüstet, dass er mit der Methode Willenskraft aufgehört hat, oder deswegen jammert, glaubt nach wie vor, ein Opfer zu bringen.
- Mit der Easyway-Methode erreichen Sie das Ziel bereits in dem Moment, in dem Sie die Gehirnwäsche rückgängig machen und mit dem Trinken aufhören.

10.

Suchtanfälligkeit

~~~~~~~~~~~~~~~~~~~~~~~~~~~~~~~~~~~~ **IN DIESEM KAPITEL** ~

- Eine bequeme Ausrede
- Warum manche Menschen scheinbar anfälliger als andere sind
- Ein besonderer Menschenschlag
- Der historische Beweis
- Wirkung, nicht Ursache
- Akzeptanz

~~~~~~

Die Theorie, bestimmte Personen seien besonders suchtanfällig, gründet sich auf eine falsche Sichtweise. Die Wesenszüge, die alle Süchtigen gemeinsam haben, sind nicht die Ursache ihrer Sucht, sondern deren Folge.

Wer an einem Alkoholproblem leidet, fühlt sich häufig schwach und dumm. Um dieses Gefühl zu bekämpfen, erfinden wir Ausreden, mit denen wir vergeblich erklären wollen, weshalb wir so hilflos am Haken hängen:

»Mir geht es gerade nicht so gut. Wenn es wieder besser läuft, werde ich aufhören.«

»Jeder genehmigt sich doch mal einen Schluck.«

Selbst wenn man solche Menschen darauf hinweist, dass ihr Problem die Alkoholsucht ist, haben sie eine Entschuldigung parat.

»Ich bin einfach suchtanfällig.«

Millionen von Menschen in aller Welt sind alkoholsüchtig. Wenn Sie aus Ihrem Schneckenhaus kriechen und anderen Ihr Problem anvertrauen, werden Sie feststellen, wie viele genau das erleben oder erlebt haben, was Sie gerade durchmachen, und allmählich erkennen, dass die Sucht keine individuelle Schwäche ist, sondern vielmehr eine Schwäche der Gesellschaft, eine Gehirnwäsche, die Menschen in die Falle treibt.

Viele Süchtige sind davon überzeugt, eine genetische Veranlagung mache sie besonders suchtanfällig und das Aufhören besonders schwer. Das ist eine sehr bequeme Entschuldigung, sorgt jedoch lediglich dafür, dass sie ein Leben lang in der Falle bleiben, immer stärker leiden und deshalb immer verzweifelter werden.

Leider wird dieser Irrglaube durch eine Vielzahl sogenannter »Experten« gestützt, die die Theorie der Suchtanfälligkeit weiterverbreiten. Man hört so häufig davon, dass leicht der Eindruck entsteht, es handele sich um eine erwiesene Tatsache. Dem ist jedoch nicht so. Es ist lediglich eine Theorie, die sich in erster Linie darauf stützt, dass einzelne Menschen häufig an mehreren

Süchten gleichzeitig leiden – so gibt es Trinker, die auch rauchen oder spielen, oder Heroinsüchtige, die rauchen und hoch verschuldet sind.

All diese Süchte haben die gleiche Ursache – dabei handelt es sich allerdings nicht um die persönliche Veranlagung, sondern um den Irrglauben, dass das, nach dem man süchtig ist, einen echten Genuss oder eine Unterstützung bedeutet. Sie wissen ja mittlerweile:

DIE DROGE KANN DAS VERLANGEN NICHT LINDERN, SIE RUFT ES HERVOR.

Zudem wissen Sie, dass die Angst vor dem Erfolg dazu führt, dass Alkoholkranke oft gar nicht erst versuchen aufzuhören. Die Theorie von der Suchtanfälligkeit liefert die perfekte Ausrede. Wenn Sie sich für besonders suchtanfällig halten, erscheint es Ihnen unmöglich, mit dem Trinken aufzuhören. »An meiner genetischen Veranlagung kann ich schließlich nichts ändern!« Vergebliche Aufhörversuche mit der Methode Willenskraft verstärken diese Illusion noch zusätzlich.

Auch Menschen, die mit Willenskraft aufgehört haben und jetzt ein Gefühl des Verzichts verspüren, weil sie immer noch überzeugt davon sind, ein Opfer zu bringen, fördern diesen Irrglauben. Sie widerstehen der Versuchung seit Jahren und sehnen sich nach wie vor nach ihrer kleinen Stütze – das muss doch bedeuten, dass ein genetischer Fehler sie daran hindert, sich endgültig von der Sucht zu befreien!

Der wahre Grund ist jedoch ein anderer, das bestätigt die Easyway-Methode wieder und wieder.

DIE ANGST VOR DEM ERFOLG BERUHT AUF EINER ILLUSION.

Die Illusion lautet, dass Sie ein echtes Opfer bringen, obwohl Sie in Wirklichkeit gar nichts »aufgeben«. Wer nach dem Aufhören ständig jammert, leidet Qualen, weil er immer noch davon ausgeht, dass er auf etwas verzichtet. Lassen Sie sich von diesen Illusionen nicht hinters Licht führen. Die sogenannte Suchtanfälligkeit ist nur ein Trick. Sie lesen dieses Buch, weil Sie den Zwängen der Alkoholsucht und den damit verbundenen Ängsten, Nöten und Krankheiten entkommen wollen. Sie haben den Entschluss gefasst, dass Sie entkommen werden, und sind bereits auf dem besten Weg.

Ein Entkommen ist ganz leicht, sofern Sie aufgeschlossen bleiben. Wenn Sie sich dagegen hinter einer angeblichen Suchtanfälligkeit verstecken, sind Sie keineswegs aufgeschlossen, sondern laufen Gefahr, ein Leben lang in der Falle sitzen zu bleiben.

Ich dachte früher immer, meine Zigarettensucht irgendwie geerbt zu haben. Ich hatte miterlebt, wie mein Vater an Lungenkrebs gestorben war, und ging davon aus, dass mir das gleiche Schicksal bevorstand. Für Außenstehende muss es so ausgesehen haben, als nähme ich einen frühen Tod bereitwillig in Kauf, da ich unbekümmert weiterqualmte. Dabei wollte ich nichts lieber als aufhören. Ich hatte schreckliche Angst vor Lungenkrebs und einem langsamen, qualvollen Tod. Gleichzeitig kam ich mir dumm und hilflos vor, weil all meine Versuche gescheitert waren. Die einzige rationale Erklärung lautete also, dass bei mir ein genetischer Fehler vorliegen müsse.

Mittlerweile weiß ich, dass ich nicht dumm war, sondern dass die Falle so genial konzipiert ist, dass wirklich jeder hinters Licht geführt werden kann – und bei den meisten Menschen gelingt das zumindest teilweise. Sobald man jedoch verstanden hat, wie die Sucht funktioniert, verschwindet die Illusion, und man begreift, dass man auch ohne seine kleine »Stütze« zurechtkommt. Solange man nicht darauf verzichtet, ist man nicht frei.

AUSMASS DER SUCHT

Warum also geraten manche Menschen tiefer in die Falle als andere? Warum können manche nur ab und an ein wenig Alkohol trinken, während andere schon morgens beim Aufwachen nach der Flasche greifen? Spricht das nicht dafür, dass die einen besonders suchtanfällig sind, die anderen jedoch nicht?

Natürlich zeigt es, dass diese Personen verschieden sind – doch da generell kein Mensch wie der andere ist, ist es ganz normal, dass es auch in dieser Hinsicht Unterschiede gibt. Mit einer angeborenen Suchtanfälligkeit lassen sich diese verschiedenen Verhaltensweisen nicht erklären.

Die meisten Menschen empfinden den ersten Alkoholkonsum als widerlich. Bei manchen hat das zur Folge, dass sie niemals wieder einen Tropfen anrühren. Andere sehen das als Herausforderung, die es zu meistern gilt, um sich Respekt zu verschaffen, und trinken deshalb so viel wie möglich. Wiederum andere können sich jede Woche nur eine kleine Menge Alkohol leisten. Darüber hinaus ist unser Verhalten eng an die Einflüsse geknüpft, denen wir als Heranwachsende ausgesetzt sind: Eltern, Lehrer, Freunde, das, was wir lesen, sehen und hören, die Orte, an denen wir uns aufhalten, Menschen, denen wir begegnen, und so weiter.

All diese Faktoren wirken sich darauf aus, wie schnell wir in die Falle geraten. Die Stars, die augenscheinlich so besonders rasch in der Falle sitzen, können in der Regel Millionen vertrinken und haben reichlich Zeit und Gelegenheit dazu.

GLEICH UND GLEICH GESELLT SICH GERN

Vielleicht haben auch Sie den Eindruck, dass Sie und alle anderen Menschen, die zu viel trinken, ein ganz eigener Menschenschlag sind. Auf den ersten Blick haben Sie ähnliche Charakterzüge: Sie leiden an Stimmungsschwanken und sind entweder überschwänglich oder reizbar, neigen zur Maßlosigkeit, sind stressanfällig, weichen gerne aus und verspüren häufig Angst und Unsicherheit.

Das verleitet zu der Annahme, diese Charakterzüge seien Zeichen einer hohen Suchtanfälligkeit, die Ihr Alkoholproblem verursacht. In Wirklichkeit sind sie jedoch Folge des Trinkens.

Süchtige fühlen sich in Gesellschaft anderer Süchtiger wohler – nicht etwa, weil diese interessantere oder lustigere Menschen sind, sondern vielmehr deshalb, weil sie ihnen keine Vorwürfe machen und sie nicht dazu veranlassen, ihre Sucht kritisch zu hinterfragen. Schließlich sitzen sie alle im selben Boot. Alle Süchtigen wissen, dass ihr Verhalten dumm und selbstzerstörerisch ist. Wenn sie sich mit Menschen umgeben, die genau das gleiche Verhalten zeigen, kommen sie sich ein bisschen weniger dumm vor.

Sobald Sie sich von der Sucht befreit haben, verschwindet glücklicherweise auch der schädliche Einfluss, den diese auf Ihren Charakter hat.

HISTORISCHE BEWEISE

Wäre für die Entstehung einer Sucht tatsächlich ein bestimmtes Gen verantwortlich, so müsste der Prozentsatz der Süchtigen in aller Welt immer gleich bleiben. Doch das ist nicht der Fall. So waren in den 1940er-Jahren beispielsweise über achtzig Prozent der erwachsenen Männer im Vereinigten Königreich nikotinsüchtig, während es heute weniger als fünfundzwanzig Prozent sind. Eine ähnliche Entwicklung zeigt sich in ganz Westeuropa und Nordamerika. Damit wäre der Anteil der zur Sucht veranlagten Menschen in rund sechzig Jahren um ganze fünfundfünfzig Prozent gesunken.

Gleichzeitig ist die Zahl der Raucher in Asien ungemein angestiegen. Welche komplexe genetische Anomalie könnte sich so rasant verändern und noch dazu von einem Kontinent auf einen anderen wandern?

NICHT URSACHE, SONDERN FOLGE

Es ist wichtig, dass Sie verstehen, dass Sie nicht alkoholsüchtig wurden, weil Sie suchtanfällig sind. Wenn Sie bei sich eine Veranlagung zur Sucht vermuten, dann liegt das ganz einfach daran, dass Sie alkoholsüchtig sind.

Die Sucht führt Sie hinters Licht. Sie verleitet Sie

zu der Überzeugung, dass Sie Ihrer Sucht ausgeliefert sind und bei Ihnen eine charakterliche oder genetische Schwäche vorliegt. Sie verzerrt Ihre Wahrnehmung und behält Sie so fest im Griff.

Die Theorie von der Suchtanfälligkeit fördert die Überzeugung, dass Sie nicht entkommen können und zu einem Leben in Unfreiheit und Elend verdammt sind.

Dabei wissen Sie selbst, dass Sie früher einmal weder das Verlangen noch das Bedürfnis nach Alkohol hatten. Die Sucht ist erst durch das Trinken entstanden, nicht umgekehrt.

Diese Sklaverei werden Sie schon bald hinter sich lassen. Wenn Sie mit den Illusionen aufgeräumt und die Situation durchschaut haben, werden Sie es nicht mehr für möglich halten, dass man Sie so täuschen konnte. Wie Millionen anderer Menschen in aller Welt sind auch Sie in eine raffinierte Falle getappt. Wenn Sie erkannt haben, wie diese Falle funktioniert, werden Sie nicht mehr an eine persönliche Schwäche glauben, sondern sich endlich befreien.

MASSLOSIGKEIT

Sicher kennen Sie das auch: Manchmal macht man eine Schachtel Pralinen auf, um sich nur eine einzige zu gönnen, und hat zehn Minuten später den gesamten Inhalt vertilgt. Wieso tun wir so etwas? Genuss verschafft es nicht. Man könnte meinen, wenn eine Praline himmlisch schmeckt, müsste die gesamte Schachtel ein Hochgenuss ohnegleichen sein, aber in Wirklichkeit ist es ganz anders. Man ist zum Platzen voll und fühlt sich unwohl, während man sich gleichzeitig über sich selbst und die eigene Unbeherrschtheit ärgert.

Trinker sind oft ähnlich maßlos. Erinnern Sie sich noch an die Geschichte von David auf Seite 27? Er trank tagelang durch, bis kein Alkohol mehr übrig war. Als ihm dann klar wurde, was er getan hatte, ekelte er sich vor sich selbst.

Genau wie Sie nicht jede einzelne Praline genießen, nehmen Sie sich nicht die Zeit, jeden Drink zu genießen. Es gibt nämlich überhaupt nichts zu genießen. Ein Drink führt direkt zum nächsten, darauf folgt noch einer und noch einer und noch einer, und je länger Sie weitertrinken, ohne die erhoffte Erfüllung zu erleben, desto verzweifelter und lächerlicher wird das Trinkverhalten. Sie jagen hektisch einem Ziel nach, das Sie niemals erreichen werden – wie ein Hund, der versucht, seinen eigenen Schwanz zu fangen.

Das ist typisches Suchtverhalten. Viele Menschen behaupten, dass sie aus Geselligkeit trinken, dabei geben sie sich oft ganz allein dem Alkohol hin, damit sie niemand dabei beobachtet, weil sie sich vor sich selbst schämen.

Das große Monster macht Ihnen weis, nur Alkohol könne die Leere füllen – dabei wird die Leere erst durch den Alkohol geschaffen. Sie fühlen sich in dreifacher Hinsicht schlecht: physisch aufgrund von Entzugserscheinungen und körperlichen Schäden, die der Alkohol anrichtet, psychisch wegen des Verlangens, und darüber hinaus macht es Ihnen zu schaffen, überhaupt süchtig zu sein. Dieses dreifache Elend wird für Sie allmählich zum Normalzustand.

Das kleine Monster an sich lässt sich leicht überwältigen. Der Alkoholentzug ruft lediglich ein leichtes Unbehagen und keinerlei körperlichen Schmerz hervor, und sofern Sie die Anweisungen befolgen, die ich Ihnen noch liefern werde, können Sie ganz mühelos aufhören. Problematisch ist lediglich die Tatsache, dass das kleine Monster im Körper das große Monster im Gehirn aktiv werden lässt und damit ein psychisches Verlangen nach Alkohol entsteht.

Wenn Sie dann nichts trinken können, verkrampfen Sie, sind frustriert und haben das Gefühl, auf etwas verzichten zu müssen. Es ist, als dürften Sie sich nicht kratzen, obwohl es juckt. Wenn Sie für Ablenkung sorgen, nehmen Sie dieses Gefühl unter Umständen gar nicht wahr, sodass die körperliche Beeinträchtigung kaum spürbar ist. Doch sobald Sie sie bemerken, wollen Sie kratzen, dürfen aber nicht. Dann kann die psychische Qual unerträglich werden – denn das, was Ihnen Erleichterung verschaffen würde, ist Ihnen nicht erlaubt. Bei einer Alkoholsucht ist es der Alkohol, der den Juckreiz hervorruft. Die Easyway-Methode ist deshalb so erfolgreich, weil sie das große Monster im Gehirn besiegt und Sie damit ohne Frustration oder Verzicht aufhören können. Dann wird es ganz leicht, das kleine Monster im Körper zu besiegen.

AUF DIE NÄCHSTE DOSIS FIXIERT

Vielleicht kennen Sie den Begriff »fixen« im Zusammenhang mit harten Drogen – im Englischen bezeichnet man jede Dosis eines Suchtmittels, auch Alkohol, als »Fix«. Gleichzeitig bedeutet das englische Wort »to fix« auch »reparieren«. Allerdings lässt sich mit einem »Fix« nichts reparieren oder beheben, Suchtmittel bieten niemals einen Vorteil oder einen Genuss. Sie verschaffen lediglich etwas Erleichterung, als würde man zu enge Schuhe abstreifen.

AKZEPTANZ

Jeder, der zu viel trinkt, möchte damit aufhören. Gleichzeitig fürchten diese Menschen, ihren kleinen Genuss oder Helfer »aufzugeben«. Dieser Konflikt sorgt dafür, dass sie sich hilflos und dumm fühlen. Sie begreifen nicht, warum sie die Situation nicht in den Griff bekommen und ihr Problem nicht lösen können.

Deshalb neigen sie dazu, den Kopf in den Sand zu stecken und so zu tun, als hätten sie gar kein Problem. Sie lügen sich selbst etwas vor und geben vor, alles unter Kontrolle zu haben. Die schöne Wahrheit lautet, dass alle Trinker ihr Leben jederzeit wieder in den Griff bekommen können.

Sie müssen lediglich mit dem Trinken aufhören. So einfach ist das – vorausgesetzt, sie durchschauen die Falle und versuchen, mit der richtigen Methode zu entkommen.

Sie haben bereits einen großen Schritt getan. Sie verleugnen Ihre Situation nicht mehr, sondern akzeptieren, dass Sie ein Alkoholproblem haben. Deshalb lesen Sie dieses Buch. Das ist ein weiterer großer Schritt, denn damit sind Sie das Problem bereits angegangen. Nun müssen Sie nur noch das große Monster beseitigen. Sobald das große Monster erledigt ist, können Sie dem kleinen Monster ganz leicht den Nachschub entziehen, und dann stirbt es sehr schnell.

Das große Monster töten Sie, indem Sie die Illusionen

beseitigen, die das Verlangen nach Alkohol auslösen. Führen Sie sich noch einmal vor Augen, wie und durch wen diese Illusionen entstanden sind.

Die Eltern, Freunde und sonstigen Vorbilder, die Sie einer Gehirnwäsche ausgesetzt und zu der Überzeugung verleitet haben, Trinken sei ein Genuss und eine Hilfe, waren selbst nur Opfer der Gehirnwäsche.

Ich habe bereits erläutert, dass Alkohol keinen echten Genuss und keine echte Unterstützung bedeutet. Ihr Glaube an den Genuss hat Sie in die Falle geführt. Jetzt, da Sie die Funktionsweise der Falle durchschaut haben, können Sie erkennen, dass kein echter Genuss besteht. Sie erkennen, dass der Alkohol die Leere nicht etwa füllt, sondern erst entstehen lässt.

SIE SIND AUF DEM BESTEN WEGE, DAS GROSSE MONSTER ZU BESIEGEN.

Herzlichen Glückwunsch! Sie haben im Kampf gegen Ihr Alkoholproblem schon viel erreicht und dürfen sich auf keinen Fall von diesem Weg abbringen lassen. Verschiedene Dinge könnten dazu führen, dass Ihre Flucht scheitert. Vielleicht glauben Sie tief in Ihrem Inneren nach wie vor, dass Trinken Genuss oder Unterstützung bringt. Vielleicht befürchten Sie, ein Leben ohne Alkohol könne bedeuten, dass Sie in irgendeiner Weise Verzicht üben müssen. Draußen in der Welt lauern die verschiedensten Einflussfaktoren, die Sie zu falschen

Überzeugungen dieser Art verleiten können, manchmal mit den besten Absichten. Bitte beachten Sie meine nächste Anweisung:

IGNORIEREN SIE SÄMTLICHE RATSCHLÄGE UND EINFLÜSSE, DIE DER EASYWAY-METHODE WIDERSPRECHEN!

Die Wahrheit lautet nämlich, dass Sie überhaupt nichts »aufgeben«. Vielmehr befreien Sie sich aus einer Falle, die Sie unglücklich gemacht hat und Ihr Wohlergehen sowie alles, was Ihnen wichtig ist, in Gefahr bringt. Sie sollten sich freuen. Das große Monster stirbt bereits, und bald werden Sie auch das kleine Monster besiegen.

ZUSAMMENFASSUNG

- Die angeborene Suchtanfälligkeit ist ein Mythos, der dem Süchtigen als Ausrede dient, ein Entkommen aus der Falle gar nicht erst in Angriff zu nehmen.
- Die Wesenszüge, die alle Süchtigen gemeinsam haben, sind nicht Ursache, sondern Folge der Sucht.
- Hüten Sie sich vor den beiden Monstern: Das kleine Monster verlangt lautstark nach Alkohol, und das große Monster deutet das als Bedürfnis nach einem Drink.

11.

Normale Trinker

~~~~~~~~~~~~~~~~~~~~~~~~~~~~~ IN DIESEM KAPITEL ~

- Die Vorzüge des Alkohols
- Den Konsum reduzieren
- Verschiedene Phasen der gleichen Krankheit
- Die Freuden des »normalen« Trinkens
~~~~~~

Möchten Sie ganz und gar aufhören oder Ihren Alkoholkonsum lediglich reduzieren?

Wir haben bereits festgestellt, dass problematischer Alkoholkonsum nichts mit Suchtanfälligkeit oder einem Mangel an Willenskraft zu tun hat, sondern vielmehr durch Illusionen hervorgerufen wird, die uns in einem Gefängnis der Angst festhalten. Vielleicht fragen Sie sich, warum Sie dann nicht einfach in kontrolliertem Rahmen weitertrinken können wie die vielen anderen glücklichen »normalen« Trinker.

Alle Trinker glauben, Alkohol sei ein Genuss oder wirke unterstützend. Das bedeutet also, dass neunzig Pro-

181

zent der erwachsenen Bevölkerung davon überzeugt sind, dass Alkohol irgendwelche Vorteile bietet.

Wenn jemand wegen eines Alkoholproblems eines unserer Zentren aufsucht, führen wir meist ein Gespräch wie das folgende:

Wir werden gefragt: »Haben Sie selbst nie Lust auf einen Drink?«

»Nein, niemals.«

»Meinen Sie, dass Sie gelegentlich etwas trinken könnten, ohne wieder süchtig zu werden?«

»Warum sollte ich? Ich habe keinerlei Verlangen nach Alkohol.«

»Wäre es nicht möglich, dass ich ab und an etwas trinken kann, ohne wieder süchtig zu werden?«

»Wir werden dafür sorgen, dass Sie jegliches Verlangen nach Alkohol verlieren. Warum sollten Sie ab und an etwas trinken wollen? Möchten Sie etwa auch ab und an etwas Arsen zu sich nehmen?«

»Wieso um alles in der Welt sollte ich das tun wollen?«

»Genau!«

An diesem Punkt begreifen die meisten. Sie haben das Gespräch in der Überzeugung begonnen, dass Alkohol einen Vorteil bietet. Zum Abschluss habe ich betont, dass Alkohol weder ein Genuss noch ein Hilfsmittel, sondern schlicht und einfach ein süchtig machendes Gift ist. Wenn der Klient das akzeptiert, schwindet die Angst davor, niemals wieder etwas trinken zu dürfen – und damit die Angst vor dem Erfolg.

Das ist ein wunderbares Gefühl, eine Offenbarung, als käme die Sonne hinter einer dicken Wolke hervor – oder als durchschauten Sie eine optische Täuschung wie bei der Abbildung mit dem Wort STOP. Sobald Sie die Tatsachen in einem neuen Licht sehen, schlägt die Angst in Sekundenschnelle in Freude um.

ANGST: ICH WERDE NIEMALS WIEDER ETWAS TRINKEN KÖNNEN.

FREUDE: ICH MUSS NIE WIEDER ETWAS TRINKEN.

Ich habe schon viel zu den Nachteilen des Alkohols gesagt. Deshalb ist es nur fair, wenn ich Ihnen auch berichte, welche Vorteile der Alkohol bietet. Insgesamt sind es drei. Alkohol ist:

- ein Betäubungsmittel,
- ein Reinigungsmittel und Antiseptikum,
- ein Brennstoff.

Damit ist Alkohol durchaus mit Brennspiritus zu vergleichen. Würden Sie etwa Brennspiritus trinken, um sich etwas Gutes zu tun? Jetzt führen Sie sich bitte noch einmal vor Augen, was Sie über Alkohol wissen. Alkohol

- ist ein starkes Gift – ein halber Liter reiner Alkohol wirkt tödlich,
- ist eine Droge, die sehr schnell süchtig macht,
- ist eine finanzielle Belastung – ein Trinker gibt im Durchschnitt mehr als 70 000 Euro für Alkohol aus,

- beeinträchtigt Urteils- und Konzentrationsvermögen,
- schwächt Ihr Immunsystem,
- zerstört Ihr Nervensystem,
- verursacht Stress,
- schmeckt schlecht.

Zudem wirkt Alkohol harntreibend, macht also durstig. Deshalb wachen Sie nach einem Trinkgelage um drei Uhr morgens mit völlig ausgetrocknetem Mund auf und lechzen nur nach einem: Wasser! Wenn Alkohol wirklich Durst löschen würde, würden Sie nach so großen Mengen Flüssigkeit sicherlich nicht noch mehr zu trinken benötigen. Dass manche Menschen sechzehn Flaschen Bier hinunterkippen können, beweist, dass Alkohol Durst macht, denn acht Liter Wasser könnten Sie keinesfalls in sich hineinschütten!

Wie alle Drogen, die süchtig machen, ruft auch Alkohol Entzugserscheinungen hervor, die er dann nicht vollständig wieder lindert, weil sich eine Toleranz aufbaut. Deshalb wollen Sie immer mehr. Noch dazu macht er Durst, obwohl es den Anschein hat, er würde gegen Durst helfen. Im ersten Moment stillt der Wassergehalt eines alkoholischen Getränks den Durst tatsächlich, und Ihr Gehirn nimmt deshalb an, der Drink wirke durstlöschend. Doch sobald der Alkoholgehalt vom Körper absorbiert wurde, werden Sie durstiger als zuvor, sodass Sie schon bald mehr wollen und der Durst mit jedem weiteren Glas schlimmer wird.

Warum also sollte Sie die Vorstellung, dass Sie niemals wieder Alkohol trinken werden, unglücklich machen? Er hat keinerlei Vorteile, sondern fügt Ihnen in vielerlei Hinsicht Schaden zu. Wäre es nicht wunderbar, niemals wieder trinken zu müssen?

Warum also beneiden wir die »normalen« Trinker, deren Leben nicht vom Alkohol ruiniert wurde? Eben deshalb, könnten Sie sagen. Aber warum beneiden Sie dann nicht vielmehr die Nichttrinker? Deren Leben wurde ebenfalls nicht vom Alkohol ruiniert. Wenn Sie lieber ein »normaler« als ein Nichttrinker wären, glauben Sie nach wie vor, dass Alkohol irgendwelche Vorteile hat.

Außerdem glauben Sie, dass der »normale« Trinker seinen Alkoholkonsum unter Kontrolle hat. Darin unterscheidet er sich von Ihnen: Sie selbst werden vom Alkohol kontrolliert, doch der »normale« Trinker scheint frei entscheiden zu können, wann er welche Menge trinkt. Aber stimmt das wirklich? Sie wissen ja bereits, dass alle Trinker sich große Mühe geben, so zu wirken, als hätten sie alles im Griff.

Die Fliege im oberen Bereich der Schlauchpflanze meint auch, sie habe alles unter Kontrolle. Sie weiß, dass sie jederzeit davonfliegen kann. Das tut sie jedoch nicht. Sie trinkt weiter und gleitet dabei tiefer und tiefer in die Pflanze, bis es zu spät und ihr Schicksal besiegelt ist. Jeder Beobachter erkennt sofort, dass es um die Fliege geschehen ist, sobald sie am Rand der Pflanze landet. Danach nimmt das Schicksal unweigerlich seinen Lauf.

Die Fliege hat niemals die Kontrolle. Sie wird von der Schlauchpflanze kontrolliert, sobald sie den Duft des Nektars wahrgenommen hat.

Ein vergleichbares Szenario wird in dem Hitchcock-Krimi »Berüchtigt« dargestellt. Die Hauptperson ist krank und wird von ihrem Ehemann gepflegt. Irgendwann stellt sie jedoch fest, dass sie gar nicht wirklich krank ist, sondern er sie allmählich vergiftet. Sie versucht zu entkommen, doch die Droge schwächt sie körperlich und verwirrt ihren Geist. Kommt Ihnen das bekannt vor?

In diesem Film geht es nicht um Alkohol, doch die Parallelen sind äußerst beunruhigend. Die Frau denkt, dass ihr Ehemann sich gut um sie kümmert, und nimmt die Speisen, die er ihr anbietet, deshalb bedenkenlos zu sich – in der Überzeugung, diese täten ihr gut. Aus dem gleichen Grund haben »normale« Trinker keine Bedenken gegenüber Alkohol. Genau wie die Frau aus »Berüchtigt« und wie die Fliege im oberen Bereich der Schlauchpflanze ahnen sie nichts von der Gefahr, in der sie sich befinden. Wenn sie irgendwann ihre wahre Lage erkennen und es mit der Angst zu tun bekommen, haben sie längst die Kontrolle verloren.

Der entscheidende Unterschied besteht darin, dass Sie sich das Gift selbst verabreichen. Im Gegensatz zu der Fliege oder der Hauptdarstellerin im Krimi liegt es in Ihrer Macht, damit aufzuhören.

Stellen Sie sich bitte einmal Folgendes vor: Sie haben einen Pickel im Gesicht, und jemand gibt Ihnen eine Salbe, die diesen Pickel angeblich beseitigt. Sie tragen die Salbe auf, der Pickel verschwindet tatsächlich. Eine Woche später taucht er jedoch wieder auf, diesmal größer und röter als zuvor. Sie tragen mehr Salbe auf, und er verschwindet wieder. Fünf Tage später ist er wieder da, aber diesmal ist es kein einfacher Pickel mehr, sondern ein richtiger Hautausschlag. Im Laufe der Zeit erscheint der Hautausschlag nach immer kürzerer Zeit wieder und wird mit jedem Mal größer und unangenehmer. Malen Sie sich nur aus, wie hilflos Sie sich bei der Aussicht fühlen, dass der Ausschlag immer schlimmer wird, wenn Sie kein Heilmittel finden! Gleichzeitig wird Ihnen die Tube Salbe so wichtig, dass Sie dafür ein Vermögen ausgeben würden und sich nicht ohne vor die Tür wagen.

Irgendwann jedoch stellen Sie fest, dass nicht nur Sie selbst an diesem Problem leiden. Viele Millionen Menschen sitzen genau im gleichen Boot, sodass die Salbenbranche ein Vermögen scheffelt. Ihr Albtraum geht weiter, bis Sie eines Tages einen Mann treffen, der Ihnen verrät, dass er früher an dem gleichen Problem litt und eine Lösung gefunden hat. Sie fragen ihn nach seinem Geheimnis, und er antwortet: »Oh, mir wurde klar, dass die Salbe den Hautausschlag verursacht, also habe ich sie einfach nicht mehr benutzt.« Er rät Ihnen, genau das zu tun – der Hautausschlag werde in wenigen Tagen verschwinden, und Sie müssten nie wieder darunter leiden.

Was würden Sie tun? Wären Sie etwa unglücklich, weil Sie die Salbe niemals wieder verwenden dürften, oder wären Sie begeistert, weil Sie das nicht mehr tun müssten? Und nun übertragen Sie diese Logik auf Ihren Alkoholkonsum. Sie haben die Macht, sich davon zu befreien. Ist das nicht wunderbar?

Wer an einem Alkoholproblem leidet, meint, dass alle »normalen« Trinker ihren Konsum im Griff haben. Aber hat etwa ein Pilot, der mit falschen Karten und manipulierten Anzeigen durch eine Gebirgskette fliegt, alles im Griff?

Er hat zwar die Hand am Steuerknüppel, aber jede Entscheidung, die er trifft, beruht auf falschen Informationen. Er ist sich der Risiken nicht bewusst und hat deshalb keine Angst, aber die Gefahr ist trotzdem da.

WER DEN KONSUM REDUZIERT,
LEIDET NOCH MEHR.

Wir trinken weiter, weil wir süchtig nach einer Droge sind, die uns kontrolliert. Wir trinken nur aus einem Grund: um uns mit Alkohol zu versorgen.

Wenn Sie Ihren Konsum reduzieren, widerstehen Sie zwischen den einzelnen Drinks dem Verlangen nach Alkohol. Was meinen Sie, wie sich das auf Ihren Wunsch nach Alkohol auswirkt? Stellen Sie sich vor, ich würde Sie zwingen, einen Tag lang auf Nahrung zu verzichten – wie würde sich das auf Ihren Appetit auswirken?

Und wenn ich Sie zwei oder drei oder noch mehr Tage hungern ließe? Je länger Sie auf Essen verzichteten, desto größer würde Ihr Verlangen nach Nahrung, bis Sie schließlich alles verzehren würden, was ich Ihnen vorsetzte.

Hunger ist ein natürlicher Instinkt, der unser Überleben sichert, während das kleine Monster ein Parasit ist, der uns vernichtet. Ansonsten jedoch sind sich die beiden ziemlich ähnlich. Je länger wir ihnen widerstehen, desto größer wird der Drang, das Verlangen zu stillen. Wir alle wissen, wie verlockend verbotene Früchte sind. Je stärker Sie Ihren Alkoholkonsum reduzieren, desto kostbarer erscheint Ihnen der nächste Drink. Und je länger Sie sich einen Drink versagen, desto unglücklicher werden Sie.

Sie versuchen, dem Verlangen nicht nachzugeben, da ein anderer Teil Ihres Gehirns sehr stolz darauf ist, dass Sie die Situation offenbar im Griff haben. So entsteht ein schizophrener Dialog in Ihrem Kopf, ähnlich wie bei Gollum aus *»Herr der Ringe«*. Ein Teil Ihres Gehirns jammert, weil er keinen Alkohol bekommt, ein anderer fühlt sich sehr überlegen, weil er die Rationen zuteilt. Die Folge ist ein dauerndes Hin und Her, sodass Sie ständig an den nächsten Drink denken.

WER VOM ALKOHOL GESTEUERT WIRD,
HAT REIN GAR NICHTS UNTER KONTROLLE.

Während Ihr Verlangen nach Alkohol wächst, stellt sich gleichzeitig noch eine weitere Folge ein. Da Sie die Dosis an Gift reduzieren und weniger Geld für Alkohol ausgeben, lassen die negativen Auswirkungen allmählich nach. Diese negativen Auswirkungen waren jedoch der Grund, aus dem Sie Ihren Konsum überhaupt reduzieren wollten. Das bedeutet also, dass Ihr Verlangen steigt, während Ihnen gar nicht mehr so genau klar ist, warum Sie überhaupt reduzieren wollten. Kein Wunder, dass Trinker nach einem Versuch, ihren Konsum zu reduzieren, irgendwann wieder mindestens genauso viel trinken wie zuvor, wenn nicht sogar mehr.

WER SEINEN KONSUM REDUZIERT, VERSTÄRKT DIE ÜBERZEUGUNG, MAN KÖNNE DAS LEBEN OHNE ALKOHOL NICHT GENIESSEN.

Trinker, die ihren Konsum reduzieren wollen, schaffen sich eine Reihe ernster Probleme:

1. Sie sorgen dafür, dass sie alkoholsüchtig bleiben.
2. Sie sehnen sich ihr ganzes Leben lang stets nur nach dem nächsten Drink.
3. Sie geben dem Verlangen nicht nach Lust und Laune nach, sondern kämpfen dagegen an und sind deshalb ständig unruhig und angespannt.
4. Sie verstärken die Illusion, Trinken sei ein Genuss.

Wer viel trinkt, verliert die Illusion von Genuss. Jeder Drink wird zwanghaft und unbewusst konsumiert. Sie werden feststellen, dass Sie Alkohol vor allem dann genießen, wenn Sie nach einer gewissen Abstinenz trinken. Das liegt daran, dass das Trinken an sich keinen echten Genuss bedeutet. Trinker genießen lediglich das Nachlassen der Beschwerden, die durch das Verlangen nach Alkohol ausgelöst werden und die Nichttrinker nie erleben.

Reduzierter Alkoholkonsum erzeugt die Illusion von Genuss, weil die Erleichterung besonders groß ist, wenn Sie dem Verlangen erst nach längerer Zeit wieder nachgeben.

Wenn es Ihnen verlockend erscheint, die Illusion von Genuss zu verstärken, dann überlegen Sie noch einmal genau. Diese Illusion lässt sich nur erhöhen, wenn Sie auch das Leiden vergrößern. Das ist so, als würden Sie immer engere Schuhe tragen, nur damit die Erleichterung immer größer wird, wenn Sie diese endlich abstreifen. Kein Trinker, auch kein »normaler« Trinker, genießt das Leiden, das der Alkohol hervorruft. Sie verspüren quasi einen dauerhaften Juckreiz, doch je mehr Sie kratzen, desto schlimmer wird er.

Deshalb ist ein Reduzieren des Konsums kaum durchzuhalten und führt in der Regel dazu, dass irgendwann mehr getrunken wird als zuvor.

EIN LEBENSLANGER KAMPF

Vielleicht meinen Sie, es gebe eine nette Alternative, bei der man weder Nichttrinker noch Problem-Trinker ist – einen dritten Weg, nämlich der glückliche Gelegenheitstrinker. In diesem Fall möchte ich Ihnen eine Frage stellen: Warum sind Sie das noch nicht? Und wenn Sie sich so sehen, warum lesen Sie dann dieses Buch? Lassen Sie uns einmal der Frage auf den Grund gehen, ob Sie wirklich Gelegenheitstrinker sein möchten.

Wenn ich es so einrichten könnte, dass Sie für den Rest Ihres Lebens nur noch einmal in der Woche trinken dürften, würden Sie das Angebot annehmen? Oder noch besser: Stellen Sie sich vor, ich könnte dafür sorgen, dass Sie Ihr Trinkverhalten künftig so steuern, dass Sie nur noch dann trinken, wenn Sie es wirklich wollen. Das ist doch ein sehr verlockendes Angebot, oder etwa nicht?

Aber das tun Sie doch bereits!

Hat man Sie je zum Trinken gezwungen? Immer, wenn Sie Alkohol konsumieren, tun Sie das aus freien Stücken, obgleich ein Teil Ihres Gehirns sich wünscht, Sie würden es nicht tun.

Gehen wir einmal davon aus, dass Sie sich für einen Drink pro Woche entscheiden. Wenn das wirklich Ihre ideale Lösung ist, steht Ihnen das völlig frei. Wer hindert Sie daran? Wieso haben Sie sich bislang nie auf nur einen Drink pro Woche beschränkt? Könnte es etwa sein, dass Sie damit nicht zufrieden wären?

Natürlich nicht. Das wäre kein Trinker der Welt. Zugegeben, es gibt Trinker, die so viel Disziplin aufbringen, dass sie nur einmal pro Woche schwach werden – aber glauben Sie wirklich, dass diese Menschen glücklich damit sind, dass sie sich ihr Leben lang fast jeden Tag beherrschen müssen?

EIN TRINKER NEIGT DAZU, IMMER MEHR ZU TRINKEN, NICHT WENIGER.

Wenn Sie etwas mögen und Sie das Gefühl haben, dass es Ihnen guttut, warum sollten Sie sich diesbezüglich beschränken? Gut, Geld ist immer ein Argument, und manchmal befinden Sie sich in einem Umfeld, in dem Trinken nicht erlaubt ist. Dann wäre da noch die Wirkung, die Ihr Alkoholkonsum auf Ihre Mitmenschen hat; es macht keinen guten Eindruck, betrunken bei der Arbeit zu erscheinen oder beim Einkaufen an der Flasche zu hängen.

Die Menge, die Sie trinken können, wird durch zahlreiche äußere Faktoren eingeschränkt, aber wenn all die Beschränkungen wegfielen, würden die meisten Trinker starke Trinker werden.

Gelegenheitstrinker frage ich gerne: »Welchen Sinn hat das Trinken überhaupt? Meinen Sie, dass es Ihnen echten Genuss verschafft oder hilft?

Und wenn ja, warum trinken Sie dann nicht viel häufiger?«

Die Wahrheit lautet, dass die meisten Gelegenheitstrinker für gewöhnlich den Drang unterdrücken, noch mehr zu trinken. Sie hegen nach wie vor die Illusion, Trinken sei eine Flucht und eine Erleichterung. In jeder Krisensituation erhöhen sie ihren Alkoholkonsum in der Überzeugung, dass ihnen das Trost spenden wird.

In unseren Zentren begegnen wir Menschen, die mit dreißig oder vierzig Jahren oder sogar noch später Alkoholiker geworden sind; dann stellt sich bald heraus, dass diese Leute ihr gesamtes Leben lang geglaubt haben, Alkohol könne ihnen Genuss oder Hilfe verschaffen. Sie sind nur deshalb nicht früher in der Falle gelandet, weil ihr Verlangen niemals so stark war, dass es ihr Wissen um die Gefahren außer Kraft setzen konnte. Ein traumatisches Erlebnis reichte jedoch aus, um die Waage aus dem Gleichgewicht zu bringen.

VERSCHIEDENE PHASEN DER GLEICHEN KRANKHEIT

Lassen Sie sich nicht weismachen, es gebe verschiedene Arten von Trinkern, die sich grundlegend unterscheiden, also »normale« Trinker und Trinker mit einem Alkoholproblem. Wir haben bereits ermittelt, dass nicht der Alkoholiker das Problem ist, sondern der Alkohol. Warum sollte eine Droge einer Personengruppe guttun und einer anderen furchtbar schaden?

Die offensichtliche Antwort lautet, dass Alkohol niemandem guttut – das wird unmissverständlich klar, sobald man hinter die Fassade aus Frohsinn und Selbstbeherrschung blickt, die ein »normaler« Trinker errichtet. Es gibt keine feste Grenze zwischen »normalem« und problematischem Trinkverhalten; beides sind Symptome der gleichen Krankheit. Das problematische Trinkverhalten tritt lediglich in einer späteren Phase auf.

Was tun Sie, wenn Ihrem Dach eine Dachpfanne fehlt und es hineinregnet? Sie müssen nur die Dachpfanne ersetzen, und schon ist das Problem ganz schnell und dauerhaft gelöst. Vielleicht müssen Sie danach noch ein wenig Ordnung machen, aber diese Aufräumarbeiten werden Ihnen viel leichter fallen, wenn Sie wissen, dass das Leck endgültig behoben ist.

Ein Alkoholproblem können Sie genauso leicht lösen, indem Sie die Alkoholzufuhr unterbinden. Sobald Sie das getan haben, wissen Sie, dass Ihr Problem beseitigt ist, und können es genießen, die entstandenen Schäden in Ordnung zu bringen.

Andererseits wäre es auch denkbar, dass Sie die Dachpfanne gar nicht austauschen und stattdessen einfach Eimer unter die Löcher stellen. So können Sie zwar Schäden an den Innenräumen verhindern, müssen sich aber ständig darum kümmern, die Eimer auszuleeren und auszutauschen. Wie lange sind Sie dazu bereit?

Glauben Sie etwa, dass das Loch im Dach irgendwann

von selbst verschwinden wird? Das ist utopisch. Vielmehr wird früher oder später eine weitere Dachpfanne davongeweht werden, sodass das Loch doppelt so groß wird. Dann haben Sie Mühe, alle Tropfen aufzufangen, und die Eimer laufen über, bevor Sie sie ausleeren können. Im Laufe der Zeit strömt immer mehr Wasser herein, und die Schäden im Haus nehmen allmählich katastrophale Ausmaße an. Sie können diese Entwicklung aber jederzeit aufhalten, indem Sie einfach das Dach reparieren lassen.

Jemand, dem zwei Dachpfannen fehlen, denkt natürlich: »Ich wünschte, es würde nur eine fehlen.« Aber wäre es nicht viel vorteilhafter, wenn das ganze Dach in Ordnung wäre? Derjenige, dem nur eine Dachpfanne fehlt, hat das gleiche Problem wie der mit zwei fehlenden; es hat nur noch nicht so schlimme Formen angenommen. Doch es ist nur eine Frage der Zeit, bis es so weit kommt.

DIE FREUDEN DES »NORMALEN« TRINKENS

»Normale« Trinker betonen gerne, dass sie ihren Alkoholkonsum vollkommen unter Kontrolle haben.

»Ich kann es genauso gut lassen.«

Aber warum lassen sie es dann nicht? Weil sie davon überzeugt sind, dass Alkohol einen Genuss oder eine Unterstützung bietet, ohne die das Leben nicht ganz so schön wäre. Die Aussicht auf ein Leben ohne Alkohol erfüllt sie mit Entsetzen.

Früher bin ich oft mit einem Freund verreist, und unsere Ankunft am Urlaubsort feierten wir stets mit einer Flasche Champagner auf der Dachterrasse mit Blick aufs Meer. Als ich ihm eröffnete, dass ich nichts mehr trinke, reagierte er spontan enttäuscht. »Dann können wir ja nie mehr unser Ritual genießen.«

Da lag er falsch. Bei unserem nächsten Urlaub genehmigten wir uns am ersten Abend genau wie immer im Freien ein Getränk, und ich genoss das wie eh und je. Warum auch nicht: Das Wetter war wunderbar, die Aussicht spektakulär, ich war mit einem meiner engsten Freunde zusammen und erlebte den ersten Urlaubstag. Dass ich dabei einen Fruchtsaft trank, in dem sich kein Gift befand, tat der Sache keinen Abbruch.

Für meinen Freund jedoch war der Genuss geschmälert. Er war sich nicht sicher, ob ich mich daran störte, dass er in meiner Gegenwart Alkohol trank, und fühlte sich offenbar unbehaglich, wenn ich sein Glas nachfüllte. Meine Situation war für ihn ganz unübersehbar ein heikles Thema, als würde ich an einer schlimmen Krankheit leiden. Dabei hatte ich vielmehr eine solche Krankheit überstanden!

Mein Freund glaubte nach wie vor der Illusion, dass Alkohol bei schönen Anlässen nicht fehlen darf. Mir fallen die verschiedensten Feierlichkeiten ein, die vom Alkohol ruiniert wurden – durch Auseinandersetzungen,

Unfälle, dumme Äußerungen und Verhaltensweisen, Übelkeit. Zudem fallen mir viele fröhliche Anlässe ein, bei denen die nette Gesellschaft, die Rahmenbedingungen, das Wetter oder das Essen besonders bemerkenswert waren, aber mir kommt kein einziger in den Sinn, bei dem die Gäste vor allem die Qualität der alkoholischen Getränke gerühmt hätten.

Irgendwann entspannte sich mein Freund und genoss unser Urlaubsritual, aber ich bin mir nicht sicher, ob ihm das auch gelungen wäre, wenn ich darauf bestanden hätte, er dürfe ebenfalls nichts trinken. Seine Reaktion auf meine Abstinenz lässt mich bezweifeln, dass er ohne weiteres auf den Alkohol hätte verzichten können.

Beobachten Sie einmal, wie »normale« Trinker reagieren, wenn es um die leidige Frage geht, wer fahren muss. Ich habe schon unzählige Diskussionen zwischen Partnern miterlebt, die sich beide für »normale« Trinker halten.

»Muss ich heute fahren, Schatz?«

»Ich kann fahren, wenn du möchtest. Es macht mir nichts aus.«

»Wirklich? Bin nicht ich dran?«

»Ich weiß es nicht. Aber es macht mir wirklich nichts aus. Ich fahre, du kannst dich amüsieren.«

»Gut, wie du meinst. Dann mach ich das.«

Solche Unterhaltungen faszinieren mich aus mehreren Gründen. Zunächst ist die Eingangsfrage »Muss ich heute fahren, Schatz?« geschickt so formuliert, dass die logische Antwort »Nein« lautet. Der Partner antwortet aber nicht mit einem klaren »Nein«, sondern gibt die Verantwortung zurück: »Ich kann fahren, wenn du möchtest.« Dann ergänzt er noch: »Es macht mir nichts aus« – was so viel bedeutet wie: »Ich bin nicht begeistert, aber ich nehme es in Kauf.«

Seine Partnerin drückt dann ihre Erleichterung durch Überraschung aus: »Wirklich?« Und bietet ihm die Gelegenheit, einen Rückzieher zu machen: »Bin ich nicht dran?« Natürlich wäre es äußerst uncharmant zu antworten: »Stimmt, du bist dran!«, deshalb stellt er sich unwissend: »Ich weiß es nicht.« Dann wiederholt er das wehleidige »Es macht mir nichts aus«, in der Hoffnung, dass sie Mitleid bekommt und ein schlechtes Gewissen verspürt, und schiebt dann noch ein »Du kannst dich amüsieren« nach, was impliziert, dass man sich ohne Alkohol unmöglich amüsieren kann. Sie bestätigt dies mit »Dann mach ich das« und füllt erst einmal ihr Glas nach. Sie kann es nicht erwarten, ihrem Verlangen nachzugeben.

Während dieses Gesprächs sind die beiden Partner wie Gefangene, die auslosen, wer an den Galgen muss. Keiner von beiden will den Eindruck erwecken, auf Alkohol nicht verzichten zu können, deshalb sagen sie nicht: »Du fährst, ich muss heute Abend unbedingt trinken«; doch wenn die Frage geklärt ist, sind die Erleichterung auf der einen und die Enttäuschung auf der anderen Seite unübersehbar.

AUSREDEN STATT GRÜNDE

»Normale« Trinker pflegen die Illusion von Genuss noch mehr als Trinker mit einem Alkoholproblem. Bittet man sie jedoch, den Genuss zu definieren, sind sie dazu nicht in der Lage. Stattdessen liefern sie abwehrende Ausreden:

»Ich kann jederzeit darauf verzichten.«

»So viel trinke ich gar nicht.«

»Es schadet mir nicht.«

Wenn Alkohol wirklich so ein großer Genuss ist, warum sollten sie dann darauf verzichten? Der einzige nachvollziehbare Grund wäre, dass er Probleme bereitet. Sehr viele Menschen verzichten im Januar auf Alkohol, weil sie sich nach dem hohen Alkoholkonsum über Weihnachten »entgiften« müssen.

Was wollen sie damit beweisen?

Dass ihr Trinkverhalten nicht problematisch ist.

Und was beweisen sie tatsächlich?

Das genaue Gegenteil.

Wenn sie ihr Trinkverhalten nicht für problematisch hielten und es wirklich genössen, warum sollten sie dann einen ganzen Monat lang auf Alkohol verzichten? Stellen Sie sich nur vor, ein Freund würde Ihnen eröffnen, dass er im Januar auf Bananen verzichte. Würden Sie dann etwa denken: »Dieser Mensch hat seinen Bananenkonsum aber gut im Griff«? Oder nicht vielmehr: »Oh, je! Ich wusste ja gar nicht, dass er ein Bananenproblem hat!«

Die Ausrede »Es schadet mir nicht« ist besonders wenig überzeugend. Selbst wenn es der Wahrheit entspräche, ist es kein gutes Argument für ein bestimmtes Verhalten. Es schadet auch nicht, mit einem Zylinder auf dem Kopf einen Gassenhauer zu schmettern, aber ich würde es trotzdem nicht tun. Täte ich es dennoch, würden Sie mich für verrückt halten. Dabei ist das nicht halb so verrückt wie die Behauptung, man trinke, weil es nicht schade, obgleich alle Welt weiß, dass das nicht der Wahrheit entspricht!

Zu Beginn dieses Kapitels stand eine Frage: Reduzieren oder komplett aufhören? Ich hoffe, Sie haben mittlerweile begriffen, dass Reduzieren keine Alternative darstellt. Vor Regen können Sie sich nur dauerhaft schützen, indem Sie das Loch im Dach reparieren. Aus der Alkoholfalle entkommen Sie nur, wenn Sie ganz und gar aufhören.

~~~~~~~~~~~~~~~~~~ ZUSAMMENFASSUNG ~

- Alkohol eignet sich als Antiseptikum, Reinigungsmittel, Betäubungsmittel und als Treibstoff. Weiteren Nutzen hat er nicht.
- Wer seinen Konsum reduziert, erhöht das Verlangen.
- Gelegenheitstrinker müssen sich ständig zurückhalten.
- »Normales« und problematisches Trinkverhalten sind lediglich verschiedene Phasen der gleichen Krankheit.

12.

Drängende Fragen

Sie nähern sich den letzten Etappen auf Ihrem Weg zum Nicht-trinker, doch möglicherweise sind noch einige Fragen offen. Des-halb ist es an der Zeit, jegliche Unklarheiten zu beseitigen.

Wenn ich mit Ihnen im Flugzeug unterwegs wäre und Sie aufforderte, mit dem Fallschirm abzuspringen, würden Sie sich weitaus sicherer fühlen, wenn Sie eine gründliche Unterweisung hinter sich hätten und genau wüssten, was Sie tun müssen. Wenn Sie bislang alles in diesem Buch genau befolgt haben, sind Sie bestens darauf vorbereitet, mit dem Trinken aufzuhören.

Sie werden bald ein unbeschreibliches Gefühl der

Freiheit verspüren. Das hatten Sie sich erhofft, als Sie an Bord des Flugzeugs gingen, und darauf habe ich Sie vorbereitet. Sie sollten jeden Schritt voller Zuversicht in Angriff nehmen. Es ist jedoch nur verständlich, dass Sie ein flaues Gefühl in der Magengegend haben und äußerst angespannt sind, wenn Sie in Erwartung der wunderbaren neuen Erfahrung an der Flugzeugtür stehen.

Für den Fallschirmspringer sind solche Ängste irrational. Menschen haben bereits einen Sprung hinter sich, der gesamte Ablauf ist millionenfach erprobt, Sie haben die nötigen Anweisungen bekommen und wissen, dass alles gut gehen wird. Sie müssen nur springen. Und doch ist ganz normal, nervös zu sein.

Gleiches gilt für die leisen Bedenken, die Sie möglicherweise noch in Bezug auf Ihr neues Leben als Nichttrinker haben. Obgleich diese Bedenken unbegründet sind, wäre es dumm, sie zu verleugnen. Es ist nur menschlich, dass wir angespannt sind, wenn uns eine neue Erfahrung bevorsteht, selbst wenn diese Erfahrung die beste unseres Lebens sein könnte.

WORAN ERKENNE ICH, DASS ICH ES GESCHAFFT HABE?

Wer ein Alkoholproblem hat, wünscht sich, er würde nicht trinken, hat aber gleichzeitig die Angst, der Aufhörprozess sei eine schreckliche Qual, oder er könne das Leben ohne Alkohol nie mehr genießen. Obgleich er weiß, wie unglücklich der Alkohol macht, schiebt er den vermeintlich schlimmen Tag wegen dieser Ängste immer weiter vor sich her: »Ich höre irgendwann auf, aber noch nicht sofort.«

Diese Ängste sind nicht überraschend. Schließlich wurde uns unser Leben lang weisgemacht, Trinken sei ein Genuss und ein Hilfsmittel, und Süchte wie Alkoholismus seien unheilbar. Diese Mythen sind schon fest in uns verwurzelt, bevor wir mit dem Trinken anfangen. Kein Wunder, dass wir kaum glauben können, dass Aufhören ganz leicht sein soll.

Wenn Sie in diesem Buch schon so weit gekommen sind, haben Sie sich ein dickes Lob verdient, weil Sie die Anweisungen befolgen und sich ehrlich bemühen, Ihr Alkoholproblem zu lösen. Sicher wollen Sie gerne zum Ende kommen und das überwältigende Gefühl der Freiheit verspüren, das ich Ihnen ständig verspreche – aber woran erkennen Sie, dass Sie Ihr Ziel erreicht haben? Wann haben Sie die Gewissheit, tatsächlich Nichttrinker geworden zu sein?

- Wenn Sie einen ganzen Tag ohne Alkohol aushalten?
- Wenn Sie es eine Woche lang schaffen?
- Wenn Sie bei gesellschaftlichen Anlässen nichts mehr trinken müssen?

Bei all diesen Antwortmöglichkeiten gehen Sie davon aus, dass Sie anfangs ein Opfer bringen oder Verzicht üben müssen. Wenn dies der Fall ist, lässt sich nicht absehen, wie lange das Gefühl anhalten wird. In Wahrheit ist es viel einfacher:

SIE WERDEN NICHTTRINKER, SOBALD
SIE IHR LETZTES GLAS GELEERT HABEN.

Damit meine ich nicht das Glas, das Sie für Ihr letztes halten oder von dem Sie hoffen, dass es Ihr letztes sein wird; wenn Sie mit der Easyway-Methode aufhören, gibt es keine Zweifel, und Sie müssen keine Wartezeit überstehen.

Wenn Sie sich nicht sicher sind, dass Ihr letztes Glas wirklich das letzte sein wird, haben Sie nicht alle Anweisungen befolgt, oder Sie wenden die Methode Willenskraft an.

GLAUBEN BEDEUTET ERFOLG.

Machen Sie sich ganz klar, dass Sie den Alkohol nicht vermissen werden, sondern das Leben mehr genießen und besser mit Stress umgehen können, wenn Sie endlich frei sind.

WO EIN WILLE IST, HEISST ES WARTEN

Wer mit der Methode Willenskraft aufhört, wartet ständig auf eine Bestätigung dafür, dass er endlich frei ist. Zudem vermutet er unablässig, dass hinter jeder Ecke schlechte Nachrichten lauern könnten. Es ist, als würde man stets von einem dunklen Schatten verfolgt.

Stellen Sie sich vor, Sie lassen sich beim Arzt untersuchen, weil Sie eine tödliche Krankheit befürchten, und erfahren, man werde Ihnen das Ergebnis erst in etlichen Monaten oder gar Jahren mitteilen. Das wäre eine Qual – man hofft auf gute Nachrichten, fürchtet schlechte und lebt in ständiger Sorge, weil man einfach nicht weiß, woran man ist. Und nun stellen Sie sich bitte vor, Sie müssten den Rest Ihres Lebens auf diese Ergebnisse warten! So ergeht es Menschen, die sich nicht sicher sind, ob sie ihre Alkoholsucht endgültig überwunden haben. Sie warten auf etwas, von dem sie hoffen, dass es niemals eintreten wird.

Deshalb macht die Methode Willenskraft so unglücklich. Sie bewirkt, dass man ein Leben lang darauf wartet, dass etwas nicht eintritt. Kein Wunder also, dass die überwiegende Mehrheit damit scheitert.

IST VOLLSTÄNDIGE HEILUNG MÖGLICH?

Jeder Leser erreicht diese Stelle im Buch in einer anderen Verfassung. Manche meinen, sie hätten alles verstanden, und sind sich sicher, dass sie zum Aufhören bereit sind.

Wenn Sie dazugehören, freue ich mich sehr, aber lassen Sie uns nichts überstürzen. Falls Sie sich noch unsicher sind, machen Sie sich keine Sorgen, alles wird sich klären. Ganz gleich, welche Einstellung Sie im Augenblick haben, nehmen Sie sich bitte die Zeit, dieses Buch sorgfältig bis zum Ende zu lesen.

Es ist vollkommen verständlich, dass so viele Trinker meinen, es müsse unglaublich schwer sein, mit dem Trinken aufzuhören. Diese Überzeugung ist weder dumm noch ungewöhnlich. Wir sind ein Leben lang einer Gehirnwäsche ausgesetzt, die wir selbst verstärken, wenn wir versuchen, mit Hilfe der Methode Willenskraft aufzuhören. Alle gescheiterten Aufhör- oder Reduzierversuche bestätigen die Vermutung, dass das Aufhören übernatürliche Anstrengungen erfordert.

Das verzweifelte Verlangen, das Sie überkommt, wenn Sie gegen den Wunsch nach Alkohol ankämpfen, widerspricht vermutlich allem, was Sie über die Nachteile des Alkohols wissen – dennoch ist das Verlangen sehr real, genau wie die Reizbarkeit und die Qualen, die Sie verspüren, wenn Sie mit der Methode Willenskraft aufhören wollen.

Süchtige leben in ständiger Verwirrung. Werden wir gezwungen, das Trinkverhalten logisch zu betrachten, erkennen wir mühelos, wie schädlich es ist, und dennoch verspüren wir ein Verlangen danach, sodass eine innere Anspannung entsteht.

Diese Verwirrung wird noch dadurch verstärkt, dass wir gar nicht genau sagen können, wo eigentlich der große Genuss am Alkohol liegt.

Die Wahrheit ist schlicht und einfach:

- Das Verlangen nach Alkohol entsteht durch das große Monster – die Illusion, dass Trinken Genuss oder Hilfe bedeutet.
- Das unbehagliche Gefühl, das uns überkommt, wenn wir nicht trinken, zeigt, dass das kleine Monster nach Nachschub verlangt.
- Das kleine Monster ist nur durch das Trinken entstanden.
- Somit hilft Trinken nicht gegen die innere Unruhe, sondern löst sie aus.

Sobald Sie das richtig durchschaut haben, wird Ihnen klar, dass Sie das Leben ohne Alkohol auf der Stelle genießen können, sobald Sie die Ursache Ihrer inneren Unruhe abgestellt haben.

Bei der Methode Willenskraft wird die Unruhe nicht beseitigt, sondern muss bekämpft werden. In den ersten Tagen nach dem Aufhören, wenn Ihre Willenskraft noch besonders stark ist, behalten Sie meist die Oberhand. Doch im Laufe der Zeit lässt die Entschlossenheit in der Regel nach, Unsicherheit regt sich, und das Verlangen steigt.

Nun sind Sie hin- und hergerissen – einerseits fest entschlossen, nicht mehr zu trinken, andererseits voller Verlangen nach einem Drink. Kein Wunder also, dass wir bei der Methode Willenskraft nicht wissen, woran wir sind, schnell aus der Haut fahren und uns schlecht fühlen!

Selbst wenn Sie das kleine Monster verhungern lassen, bleiben Sie stets anfällig für die Versuchung des Trinkens, solange das große Monster weiterlebt.

Mit der Easyway-Methode töten Sie erst das große Monster. Sie machen die Gehirnwäsche rückgängig und erkennen, was Alkohol wirklich ist: ein süchtig machendes Gift, das jeden, der es konsumiert, kontrolliert und schwächt. Dann ist das kleine Monster sehr leicht zu besiegen. Sie werden es sogar genießen, denn Sie haben dann die Gewissheit, dass Sie einen Todfeind vernichten.

NUR EIN GLAS

Solange Sie das große Monster – das Verlangen nach Alkohol – nicht vernichten, bleiben Sie immer anfällig für die Versuchung. Deshalb haben die Anonymen Alkoholiker durchaus Recht mit der Behauptung, dass sich Alkoholismus nicht heilen lässt. Für die Methode der Anonymen Alkoholiker gilt das tatsächlich. Solange die Versuchung bestehen bleibt, laufen Sie jederzeit Gefahr, wieder in die Falle zu geraten.

Wir werden oft gefragt: »Kann ich mir ab und an ein Glas genehmigen, wenn ich geheilt bin?« Die Antwort ist ganz einfach: »Wieso sollten Sie das wollen?« Wenn Sie bei Ihrem letzten Drink immer noch denken, dass Sie hin und wieder gerne Alkohol zu sich nehmen würden, dann haben Sie nicht alle Anweisungen befolgt, und das große Monster lauert immer noch in Ihrem Kopf.

Manchmal wird man Sie auf die Probe stellen. Andere Trinker, die die Alkoholfalle noch nicht verstanden haben, werden merken, wie selbstbewusst und souverän Sie als Nichttrinker auftreten und davon ausgehen, dass ein einziger Drink Sie nicht wieder aus der Bahn werfen wird. Diese Trinker begreifen nicht, dass Sie absolut kein Verlangen nach Alkohol mehr haben, auch nicht nach einem Glas. Sie selbst jedoch verstehen das.

Bei der Methode Willenskraft der Anonymen Alkoholiker heißt es, ein einziger Drink werde Sie wieder auf Abwege führen und erneut ins Unglück stürzen. Das ist vollkommen richtig. Mit der Easyway-Methode haben Sie jedoch genauso wenig Verlangen nach Alkohol wie nach Arsen.

KANN ICH DAS LEBEN OHNE TRINKEN GENIESSEN?

Alle Trinker befürchten, dass mit dem Alkohol auch jegliche Freude aus ihrem Leben verschwindet. Deshalb ist es nachvollziehbar, dass viele gar nicht erst versuchen, mit dem Trinken aufzuhören. Wer möchte schon zeit seines Lebens Trübsal blasen und auf Genuss und Freude verzichten?

In Wirklichkeit jedoch schmälert der Alkohol Ihre Fähigkeit, Genuss oder Freude zu erleben. Er lässt Ihre Sinne abstumpfen, beeinträchtigt Ihr Urteilsvermögen, macht Sie teilnahmslos, verletzlich, unsicher und oft sogar krank.

WENN SIE DAS LEBEN IN VOLLEN ZÜGEN GENIESSEN WOLLEN, SOLLTEN SIE DEN DURCHBLICK HABEN, AUFMERKSAM SEIN UND ALLE KÖRPERFUNKTIONEN UNEINGESCHRÄNKT NUTZEN KÖNNEN.

Die Gehirnwäsche bewirkt, dass Trinker ein romantisiertes Bild vom Alkoholkonsum haben. Bei angenehmen Situationen, in denen Alkohol getrunken wird, würde eine knappe Analyse sämtlicher Details ergeben, dass diese Situation aus anderen Gründen angenehm ist: nette Gesellschaft, gutes Essen, eine attraktive Umgebung, Unterhaltung, ein freudiger Anlass.

Wenn Sie sich an Anlässe erinnern, die augenscheinlich besonders schön waren, weil Sie dabei getrunken haben, überlegen Sie bitte noch einmal genau und versuchen Sie zu erkennen, warum der Alkohol diese Anlässe vermeintlich aufgewertet hat. Sie werden leicht erkennen, dass in Wirklichkeit das Gegenteil der Fall ist. Räumen Sie mit der Illusion auf, dass solche Anlässe ohne Trinken nicht mehr schön sein können, sondern führen Sie sich vor Augen, dass Sie diese künftig noch mehr genießen werden, weil Sie drei schlimme Tyrannen losgeworden sind: die schwächende Wirkung des Alkohols, die ständige Unruhe, weil Sie sich stets nach einem Drink sehnen, und die unangenehme Wahrheit, dass Sie süchtig sind.

Meist ist uns gar nicht klar, welche Wirkung der Alkohol auf unser Empfinden hat. Wir nehmen es nur dann wirklich wahr, wenn wir trinken wollen, aber nicht dürfen, oder wenn wir trinken, uns jedoch wünschen, wir müssten es nicht. In beiden Fällen sind wir unglücklich.

WIE WERDE ICH MIT KRISEN-
SITUATIONEN ZURECHTKOMMEN?

Trinker glauben nicht nur, dass Alkohol Genuss bereitet, sondern auch, dass er ihnen hilft. Das liegt daran, dass sie bei Stress gerne zu einem Drink greifen und diesen als Erleichterung wahrnehmen.

Trinken wird in vielen Stresssituationen als Ausweg gesehen: Krach in der Familie, Belastungen am Arbeitsplatz oder auch finanzielle Schwierigkeiten. Man nimmt sich dann eine Auszeit, starrt auf den Boden des Glases und verdrängt die eigenen Probleme.

Früher oder später muss man jedoch in die Realität zurückkehren – und welche Überraschung: Die Probleme sind nicht verschwunden. In der Regel sind sie sogar noch schlimmer geworden.

Wenn Sie meinen, Alkohol könne in solchen Situationen helfen, was tun Sie dann, wenn Sie nach dem Aufhören noch einmal in eine solche Situation geraten? Ihr Gehirn wird Ihnen sagen: »Früher hätte ich jetzt getrunken.« Und Sie werden es als Verzicht empfinden, dass Ihnen das nun nicht mehr möglich ist.

Denken Sie einmal genau nach: Haben Sie bei einem heftigen Streit in der Familie schon einmal gedacht: »Es ist mir egal, dass wir uns schlimme Dinge an den Kopf werfen, die uns wirklich verletzen, denn ich kann ja gleich etwas trinken, und dann ist wieder alles in Ordnung.«

Oder war der Streit vielleicht gerade deshalb so schlimm, weil Sie getrunken hatten?

Nichttrinker haben auch oft mit Stress zu kämpfen, doch sie bedauern dann nicht, dass sie nicht trinken können. Sie müssen lediglich akzeptieren, dass Sie nach dem Aufhören wie alle Nichttrinker Höhen und Tiefen erleben werden, und sich klarmachen, dass Sie einer

Illusion nachtrauern und ein Gefühl der Leere erzeugen, wenn Sie sich in solchen Situationen nach Alkohol sehnen.

ALKOHOL BEEINTRÄCHTIGT IHRE FÄHIGKEIT,
MIT STRESSSITUATIONEN UMZUGEHEN,
UND ERZEUGT WEITEREN STRESS.

Rechnen Sie damit, dass Sie nach dem Aufhören schwierige Zeiten erleben werden, und stellen Sie sich innerlich darauf ein, damit Sie nicht überrumpelt werden. Führen Sie sich vor Augen, dass der Stress nicht darauf zurückzuführen ist, dass Sie nicht trinken dürfen. Sagen Sie sich: »Gut, heute ist kein toller Tag, aber zumindest bin ich kein Sklave des Alkohols mehr. Ich bin jetzt stärker als früher.« Sie werden feststellen, dass die Stresssituationen in Ihrem Leben weniger schlimm erscheinen, wenn Sie endlich frei sind.

FREIHEIT MACHT ALLE SITUATIONEN IM LEBEN
BESSER – DIE GUTEN UND DIE SCHLECHTEN.

~~~ ZUSAMMENFASSUNG ~

- In dem Augenblick, in dem Sie den letzten Tropfen Alkohol trinken, werden Sie Nichttrinker.
- Beseitigen Sie die Illusionen, vernichten Sie das große Monster, gewinnen Sie das Tauziehen!

- Trinken beeinträchtigt die Fähigkeit, schöne Anlässe richtig zu genießen.
- Trinken hilft nicht gegen Stress, sondern verursacht ihn.
- Wenn wir frei sind, werden gute wie schlechte Zeiten angenehmer.

13.

Nichts zu befürchten

Nun ist es an der Zeit, Ihrer Befreiung aus der Alkoholfalle positiv voller Vorfreude entgegenzublicken.

In Kapitel 8 habe ich von dem weit verbreiteten Phänomen gesprochen, dass ehemalige Häftlinge nach der Entlassung aus dem Gefängnis schon bald eine weitere Straftat verüben, da ihnen das unvertraute Leben in Freiheit Angst macht. Stellen Sie sich vor, Sie begegnen einem solchen Haftentlassenen, der nicht weiß, wie er das Leben außerhalb der Gefängnismauern meistern soll. Würden Sie ihn dann nicht unter Ihre Fittiche nehmen und ihm zeigen, wie viel schöner das Leben in Freiheit ist?

Vermutlich würden Sie zunächst die vielen wunderbaren Dinge aufzählen, die man dann in seiner Freizeit tun kann, wann immer man will, und nicht nur, wenn man die Erlaubnis dazu erhält. Das wären zum Beispiel:

- Freunde treffen,
- spazieren gehen,
- Auto fahren,
- eine gute Mahlzeit genießen,
- ins Kino gehen,
- in Ruhe ausschlafen.

Im Grunde kennt der Häftling all diese Dinge selbst, doch vielleicht hat er vergessen, wie viel Freude sie bereiten. Wenn man im Gefängnis sitzt und auf die üblichen Annehmlichkeiten im Leben verzichten muss, bekommt man eine andere Vorstellung von Genuss.

Die Alkoholfalle ist ein Gefängnis. Wer alkoholsüchtig ist, kann die Dinge, die zuvor Freude bereitet haben, nicht mehr genießen. Die vom Alkohol ausgelöste Illusion von Genuss tritt an die Stelle der wahren Genüsse und entwickelt sich zum einzigen Lebensinhalt. Dabei handelt es sich in Wirklichkeit nur um eine Täuschung. Die wahren Genüsse existieren nach wie vor und bereiten immer noch Freude. Wenn Sie auf einen ehemaligen Häftling treffen würden, der dies nicht erkennt, würden Sie dann nicht alles in Ihrer Macht Stehende tun, um ihm die Augen zu öffnen?

Und wenn Sie das für einen anderen Menschen tun würden, dann doch sicher auch für sich selbst! Denken Sie nur an die vielen schönen Momente in Ihrem Leben, an denen kein Alkohol beteiligt war, und freuen Sie sich darauf, solche Augenblicke wieder voll und ganz genießen zu können. Vielleicht hilft es Ihnen, wenn Sie sich eine Liste zusammenstellen. Diese könnte ganz ähnlich aussehen wie mein Beispiel für den Häftling, und je länger Sie darüber nachdenken, desto mehr Punkte werden Ihnen einfallen. Nehmen Sie sich Zeit. Es gibt keinen Grund zur Eile. Wichtig ist, dass Sie die richtige Einstellung zum Aufhören entwickeln, sich ganz sicher sind und freudige Erwartung verspüren.

In Kapitel 1 habe ich erläutert, dass die Easyway-Methode wie die Zahlenkombination zu einem Safe funktioniert. Der Safe lässt sich nur öffnen, wenn man alle Zahlen kennt und in der richtigen Reihenfolge eingibt. Vielleicht haben Sie sich anfangs darüber geärgert. Sie wollten schnell eine Lösung für Ihr Alkoholproblem bekommen und hatten keine Lust, mühsam das gesamte Buch durchzulesen. Doch dann haben Sie die Anweisungen befolgt und stehen jetzt kurz davor, ein glücklicher Nichttrinker zu werden. Schon bald haben Sie die richtige Einstellung, mit der Sie aufhören und zeit Ihres Lebens frei bleiben werden.

Sie können stolz auf sich sein, denn Sie haben schon viel erreicht. Sie wissen ja, es gibt keinen Grund, sich schlecht zu fühlen; ganz im Gegenteil, Sie sollten sich freuen. Sie befreien sich selbst aus einem Gefängnis, das Ihnen nur Unglück und Stress gebracht hat, und entscheiden sich für ein Leben, das Sie so glücklich machen wird, wie Sie es sich vermutlich gar nicht mehr vorstellen können.

Vielleicht finden Sie, dass ich übertreibe und es keinen Grund gibt, stolz zu sein. Möglicherweise spüren Sie noch die Folgen Ihres Alkoholkonsums und können kaum glauben, dass es so leicht sein wird, wie ich behaupte. Deshalb möchte ich jetzt auf das Thema Angst vor dem Erfolg eingehen.

DIE DINGE DURCHSCHAUEN

Die Angst vor dem Leben außerhalb der Gefängnismauern kann dafür sorgen, dass der Häftling in der Falle bleibt. Im Gefängnis fühlt er sich sicher, weil ihm diese Umgebung vertraut ist. Auch wenn er nicht frei ist, erscheint ihm dieses Leben weniger furchteinflößend als die Welt draußen, die fremd und ungewiss ist.

Ganz ähnlich ergeht es Menschen, die sich davor fürchten, mit dem Trinken aufzuhören. Wir haben bereits ermittelt, dass die Ängste in diesem Fall durch Illusionen hervorgerufen werden. Diese Illusionen werden durch verschiedene Einflussfaktoren gefördert, die jeweils ein bestimmtes Interesse daran haben, dass Sie weiterhin trinken. Die Gehirnwäsche hat Sie zu der Überzeugung verleitet, dass Trinken Genuss bedeutet oder Ihnen hilft.

Außerdem haben Sie Angst, dass das Aufhören eine Qual sein wird, die Sie nicht lange genug ertragen können, sodass Ihnen der Erfolg verwehrt bleibt. Doch Sie wissen ja: Mit der Easyway-Methode werden Sie bereits in dem Augenblick, in dem Sie den letzten Tropfen Alkohol trinken, zum Nichttrinker, und verspüren danach kein Verlangen mehr nach alkoholischen Getränken.

Manche Menschen vergleichen die Alkoholfalle mit einer tiefen Grube: Man gerät leicht hinein, doch nur schwer wieder heraus. Das stimmt jedoch nicht. Die Falle mag Ihnen wie eine tiefe, finstere Grube erscheinen, doch ein Entkommen ist ganz mühelos möglich. Sie müssen sich nur dazu entschließen – so einfach, wie Sie sich entschließen können, einen Schritt vor oder zurück zu tun. Sie können sich entweder entscheiden, für immer in der Falle zu bleiben und immer unfreier und unglücklicher zu werden, oder Sie entscheiden sich für das Gegenteil:

FREIHEIT.

Ein Leben in der Alkoholfalle bringt Ihnen keinerlei Vorteil. Hineingelockt wurden Sie durch verschiedene Illusionen, erdacht von Menschen, die ein bestimmtes Interesse daran haben, dass Sie trinken. Sie haben einen Schritt zurück getan. Und festgestellt, dass Sie das unglücklich macht. Jetzt müssen Sie sich lediglich für das Gegenteil entscheiden. Machen Sie einen Schritt nach vorn. So einfach ist das. Die Angst vor dem Erfolg kann Sie nur aufhalten, wenn Sie weiterhin glauben, dass Ihnen das Trinken Genuss verschafft oder hilft.

Manche unserer Ängste sind instinktiv. Die Angst vor großer Höhe, Feuer oder dem Meer beispielsweise sind natürliche Reaktionen, die uns vor Stürzen, Verbrennungen oder dem Ertrinken bewahren. Die Angst vor dem Entkommen aus der Alkoholfalle ist jedoch keinesfalls instinktiv.

*DIE ANGST DAVOR, MIT DEM TRINKEN
AUFZUHÖREN, WIRD DURCH
DEN ALKOHOL SELBST AUSGELÖST.*

DIE ENTSCHEIDUNG LIEGT BEI IHNEN

Sobald Sie sich aus der Alkoholfalle befreit haben, werden Sie staunen, wie leicht das Entkommen war. Sie werden feststellen, dass Sie das Leben viel mehr genießen können, und lediglich bedauern, dass Sie nicht schon viel früher geflohen sind. Im Augenblick haben Sie vielleicht den Eindruck, Sie müssten aus einer tiefen Grube krabbeln, doch sobald Sie frei sind, werden Sie erkennen, dass Ihre Befürchtungen unbegründet waren.

Um diesen Erfolg zu erleben, müssen Sie sich von

sämtlichen Zweifeln frei machen. Verstehen und akzeptieren Sie, dass Ihre Ängste vor einem Leben ohne Alkohol auf Illusionen beruhen. In Wirklichkeit haben Sie nichts zu befürchten.

Oft werde ich gefragt: »Wie können Sie sich sicher sein, dass ich nicht wieder in die Falle gerate?« Mit anderen Worten: Selbst wenn es Ihnen gelingt, mit dem Trinken aufzuhören, wie können Sie wissen, dass Sie nicht wieder anfangen? Schließlich ist auch die Wahrscheinlichkeit, von einem Meteoriten getroffen zu werden, verschwindend gering, doch niemand kann das mit absoluter Gewissheit ausschließen.

Das stimmt natürlich. Dennoch haben Sie gegenüber potenziellen Meteoritenopfern einen entscheidenden Vorteil: Wenn Sie von einem Meteoriten getroffen werden, können Sie nichts daran ändern – ob Sie wieder mit dem Trinken anfangen, liegt dagegen voll und ganz in Ihrer Hand. Sie steuern diese Entscheidung, und sobald Sie den Trick durchschaut haben, der Sie in die Falle gelockt hat, werden Sie sich mühelos dazu entschließen, für immer frei zu bleiben.

Aber keine Sorge, falls Sie im Augenblick noch immer Ängste und Sorgen verspüren – das ist ganz und gar nicht ungewöhnlich. Sie waren einer Gehirnwäsche ausgesetzt, die Ihnen weisgemacht hat, man müsse eine große Qual durchleben und riesige Opfer bringen, um Nichttrinker zu werden, und selbst im Erfolgsfall sei man ständig der Versuchung ausgesetzt, wieder zur

Flasche zu greifen. Ich habe bereits erläutert, dass dies nicht der Wahrheit entspricht, und um diese Tatsache zu begreifen, müssen Sie lediglich Ihre Sichtweise ändern. Sobald Sie die richtige Einstellung entwickelt haben, ändert sich Ihre Wahrnehmung, und die Angst verschwindet.

Meine zweite Anweisung lautete, stets aufgeschlossen zu bleiben. Wenn Sie diese Anweisung befolgt haben, konnten Sie die Illusion durchschauen und haben erkannt, dass Alkohol keinerlei Vorteile hat. Er verschafft weder Genuss noch Hilfestellung, sondern nimmt Ihnen den wahren Genuss und sorgt dafür, dass Sie sich unsicher fühlen. Wenn Sie sich in dieser Hinsicht noch nicht ganz sicher sind, blättern Sie noch einmal zurück und lesen Sie die betreffenden Stellen, damit Sie alles gut verinnerlichen.

Entspannen Sie sich, verabschieden Sie sich von Ihren bisherigen Überzeugungen und lassen Sie zu, dass in Ihrem Gehirn das wahre Bild entsteht, wie bei der STOP-Illustration in Kapitel 6. Eine Illusion durchschaut man nicht mit Willenskraft, sondern indem man seine bisherigen Überzeugungen aufgibt und zulässt, dass das Gehirn eine andere Sichtweise annimmt.

SOBALD SIE DIE WAHRHEIT ERKANNT
HABEN, KANN MAN SIE NIE
MEHR HINTERS LICHT FÜHREN.

KEINE AUSSTIEGSKLAUSEL

Manche Trinker, die erkennen, dass sie nur aus Angst vor einem Aufhörversuch weitertrinken, versuchen diese Angst zu lindern, indem sie sich einreden, sie könnten ja jederzeit wieder anfangen, wenn es ihnen zu schwer fällt – sie müssten ja nicht für immer aufhören.

Wenn Sie mit dieser Einstellung starten, werden Sie mit hoher Wahrscheinlichkeit früher oder später scheitern, weil Sie damit zulassen, dass ein Rest Zweifel in Ihnen zurückbleibt. Starten Sie lieber mit der absoluten Gewissheit, dass Sie für immer frei sein werden. Lassen Sie nicht zu, dass die Angst weiterhin Ihr Leben regiert.

SCHRITT NACH VORN

Sie haben schon viel erreicht und sind auf dem besten Wege, die Gehirnwäsche, die Sie bislang in den Fängen des Alkohols gehalten hat, endgültig zu durchschauen und die richtige Einstellung zu entwickeln. Jetzt geht es daran, die ersten praktischen Schritte nach vorn zu unternehmen, die dafür sorgen werden, dass Sie Zeit Ihres Lebens ein glücklicher Nichttrinker bleiben.

Ihr erster positiver Schritt bestand in dem Entschluss, dieses Buch zu lesen. Es war Ihre Entscheidung: Sie hätten auch weiterhin den Kopf in den Sand stecken und immer tiefer in die elende Unfreiheit des Trinkens taumeln können.

Stattdessen haben Sie den positiven Entschluss getroffen, Ihr Problem zu lösen. Ich bitte Sie lediglich, weiterhin positive Entscheidungen zu fällen.

Im weiteren Verlauf dieses Buches sollten Sie drei wichtige Fakten stets im Kopf behalten:

1. Alkohol bringt Ihnen keinerlei Vorteile.

Sie müssen unbedingt verstehen, warum das so ist, und diese Tatsache akzeptieren, damit Sie niemals das Gefühl haben, auf etwas verzichten zu müssen oder ein Opfer zu bringen.

2. Sie müssen keine Übergangsphase durchmachen.

Bei Drogensüchtigen spricht man in diesem Zusammenhang häufig von der »Entzugsphase«. Wer jedoch mit der Easyway-Methode aufhört, erlebt keine Entzugsphase. Ja, es mag einige Zeit dauern, bis sämtliche Schäden behoben sind, die der Alkohol verursacht hat, aber sobald Sie mit dem Trinken aufhören, sind Sie frei. Sie müssen nicht darauf warten, dass etwas geschieht.

3. »Nur ein Glas« gibt es nicht.

Ein einziges Glas Alkohol reicht schon aus, um Trinker zu werden, und bildet das erste Glied einer lebenslangen Kette der Selbstzerstörung. Wer erkannt hat, dass Alkohol keinerlei Vorteile bringt, hat kein Verlangen danach, auch nicht nach »nur einem Glas«.

IHR TODFEIND

Viele Süchtige erliegen der Illusion, sie könnten niemals vollkommen frei werden. Sie reden sich selbst ein, ihre Sucht sei ihr Freund, ihr Vertrauter, ihre Stütze oder gar ein Teil ihrer Identität. Sie fürchten, wenn sie aufhören, würden sie nicht nur ihren treuesten Begleiter, sondern einen Teil ihrer selbst verlieren.

Dass jemand eine so vernichtende Kraft, die nur Unglück mit sich bringt, als Freund betrachtet, zeigt ganz deutlich, wie stark die Gehirnwäsche unsere Wahrnehmung verzerrt. Wer einen Freund verliert, trauert. Irgendwann verarbeitet man den Verlust und lebt weiter, doch oft bleibt eine große Lücke im Leben zurück, die niemals richtig geschlossen werden kann. Daran lässt sich nichts ändern. Man muss die Situation akzeptieren, und obgleich es wehtut, findet man sich letztendlich damit ab.

Wenn Trinker, Spieler, Raucher, Heroinkonsumenten oder andere Süchtige versuchen, mit der Methode Willenskraft aufzuhören, haben sie das Gefühl, einen Freund zu verlieren. Sie wissen, dass Aufhören die richtige Entscheidung ist, aber dennoch meinen sie, ein Opfer zu bringen, sodass in ihrem Leben eine Leere entsteht. Dabei handelt es sich nicht um echte Leere, doch da sie davon überzeugt sind, ist die Wirkung die gleiche. Sie fühlen sich, als würden sie um einen Freund trauern. Dabei ist dieser falsche Freund noch nicht einmal wirklich tot. Diejenigen, die diese Drogen anbieten, sorgen mit aller Macht dafür, dass ihre Opfer ein Leben lang den Verlockungen der verbotenen Früchte ausgesetzt bleiben.

Wenn Sie Ihren Todfeind besiegt haben, gibt es dagegen keinen Grund zur Trauer. Ganz im Gegenteil: Sie können sich freuen und von Anfang an feiern, und Freude und Feierlaune werden den Rest Ihres Lebens anhalten. Machen Sie sich ganz klar, dass Alkohol weder Ihr Freund noch Teil Ihrer Identität ist. Das ist er nie gewesen. Er ist vielmehr Ihr Todfeind, und wenn Sie ihn besiegen, bringen Sie keinerlei Opfer, sondern sichern sich wunderbare, ausschließlich positive Vorteile.

Die Antwort auf die Frage »Wann werde ich frei sein?« lautet also: »Sobald Sie sich dazu entschließen.« Sie können in den nächsten Tagen – oder für den Rest Ihres Lebens – weiterhin glauben, dass Alkohol Ihr Freund ist, und sich fragen, wann Sie ihn nicht mehr vermissen werden. Dann werden Sie unglücklich sein, ständig nach Alkohol verlangen und entweder ein Leben lang ein Gefühl des Verzichts verspüren oder aber wieder trinken und sich noch schlechter fühlen.

Alternativ können Sie durchschauen, dass Alkohol in

Wirklichkeit Ihr Todfeind ist, und es genießen, ihn aus Ihrem Leben zu verbannen. Dann müssen Sie sich niemals wieder danach sehnen, und wenn Ihnen Alkohol in den Sinn kommt, dürfen Sie sich freuen, dass er Ihnen nicht mehr schaden kann.

Im Gegensatz zu denjenigen, die mit der Methode Willenskraft aufhören, können Sie voller Freude an Ihren ehemaligen Feind zurückdenken und müssen solche Gedanken nicht unterdrücken. Ganz im Gegenteil, genießen Sie es, an Alkohol zu denken, und freuen Sie sich, dass er Ihr Leben nun nicht mehr zerstört.

NICHT VERDRÄNGEN

Es ist ganz wichtig, dass Sie nach dem Aufhören nicht versuchen, um keinen Preis an Alkohol zu denken. Wer versucht, einen Gedanken gezielt zu verbannen, bewirkt damit das genaue Gegenteil. Wenn ich Ihnen die Anweisung gebe, nicht an Elefanten zu denken, was kommt Ihnen dann als Erstes in den Sinn?

Ganz genau!

Wichtig ist, WAS Sie denken. Wenn Sie denken: »Ich würde so gerne etwas trinken, aber ich darf ja nicht«, dann fühlen Sie sich schlecht. Denken Sie jedoch: »Zum Glück muss ich nicht mehr trinken, denn ich bin ja frei!«, können Sie stundenlang an Alkohol denken und sind trotzdem glücklich.

DIE GEDANKEN NEU AUSRICHTEN

Ich habe Sie aufgefordert, sich ganz entspannt, rational und unvoreingenommen mit diesem Thema zu befassen, weil Sie so die Alkoholfalle und das kleine Monster, das sich beschwert, wenn Sie dem Verlangen nach Alkohol nicht nachgeben, besser verstehen. Gut möglich, dass das kleine Monster in den ersten paar Tagen nach Ihrem letzten Drink vor sich hin schimpft und Ihrem Gehirn Botschaften sendet, die Sie als »Ich brauche einen Drink« deuten sollen.

Mittlerweile wissen Sie jedoch Bescheid – Sie trinken nicht und geraten nicht in Panik, wenn Sie nicht trinken können, sondern halten einen Augenblick inne, holen tief Luft und führen sich vor Augen, dass es keinen Grund zur Angst gibt. Sie verspüren keine Schmerzen. Sie fühlen sich nicht schlecht, sondern nehmen lediglich ein leicht unbehagliches Gefühl wahr, das darauf zurückzuführen ist, dass der Alkohol Ihren Körper verlässt. Dieses Gefühl begleitet Trinker ein Leben lang.

Früher deutete Ihr Gehirn die Regungen des kleinen Monsters als »Ich muss etwas trinken«, weil es davon überzeugt war, Alkohol könne das Gefühl der Leere und Unsicherheit beheben. Jetzt wissen Sie jedoch, dass Alkohol dieses Gefühl keinesfalls abstellt, sondern vielmehr auslöst. Also entspannen Sie sich, durchschauen Sie, wodurch dieses Gefühl wirklich ausgelöst wird – die Todeszuckungen des kleinen Monsters –, und machen

Sie sich klar: »Nichttrinker kennen dieses Problem gar nicht. Dieses Gefühl verspüren nur Trinker, und zwar ein Leben lang, solange sie trinken. Zum Glück ist es bald für immer vorbei.«

DIE ENTZUGSERSCHEINUNGEN SIND DANN NICHT MEHR UNANGENEHM, SONDERN ANLASS ZUR FREUDE.

Insbesondere in den ersten paar Tagen ist es möglich, dass Sie vergessen, warum Sie überhaupt aufgehört haben. Das kann jederzeit passieren. Sie denken dann: »Ich trinke jetzt etwas«, doch dann fällt Ihnen voller Freude ein, dass Sie mittlerweile Nichttrinker sind. Dennoch fragen Sie sich, wie Ihnen dieser Gedanke in den Sinn kommen konnte, obwohl Sie die Gehirnwäsche doch rückgängig gemacht hatten. In solchen Situationen entscheidet sich, ob Sie Erfolg haben oder nicht. Falsch zu reagieren kann katastrophale Folgen haben. Es könnten sich Zweifel regen, sodass Sie Ihren Entschluss aufzuhören in Frage stellen und die Zuversicht verlieren.

Solche Vorfälle werfen Sie nicht aus der Bahn, wenn Sie darauf vorbereitet sind. Stellen Sie sich darauf ein, damit Sie im Fall der Fälle ganz ruhig bleiben und sich über Ihre neugewonnene, wunderbare Freiheit freuen. Dann denken Sie nicht: »Ich darf nicht mehr«, sondern vielmehr: »Ein Glück, ich muss nicht mehr trinken. Ich bin frei!«

Auch wenn das kleine Monster bereits vernichtet ist, kann es sein, dass Sie bestimmte Situationen nach wie vor mit Alkoholkonsum in Verbindung bringen, zum Beispiel Treffen mit Freunden, ein Abend im Restaurant, Partybesuche und so weiter. Bei Trinkern, die mit der Methode Willenskraft aufhören, kann dies sämtliche Bemühungen zunichtemachen. Diese Menschen haben sich starke Argumente gegen das Trinken zurechtgelegt und beschlossen, Nichttrinker zu werden, haben schon ein gewisse Zeit ohne Alkohol überstanden und hören doch hin und wieder eine Stimme, die ihnen sagt: »Ich will etwas trinken.« Sie haben das große Monster nicht besiegt und sehen Alkohol deshalb nach wie vor als Genuss oder Hilfsmittel.

Auch wenn Sie nicht mehr unter der Illusion von Verzicht leiden, müssen Sie sich unbedingt auf derartige Situationen gefasst machen. Wenn Sie gelegentlich vergessen, dass Sie nicht mehr trinken, ist das kein schlechtes Zeichen, sondern vielmehr ein sehr gutes. Es beweist, dass Ihr Leben allmählich wieder so unbeschwert wird wie früher, als Sie noch nicht alkoholsüchtig waren, als die giftige, süchtig machende Droge Sie noch nicht im Griff hatte.

Rechnen Sie mit solchen Augenblicken und bereiten Sie sich innerlich darauf vor, dann werden Sie nicht überrumpelt, sondern sind dafür gewappnet. Sie wissen, dass Sie die richtige Entscheidung getroffen haben, und niemand kann Sie zum Zweifeln bringen. Dann werden

Sie in solchen Situationen nicht schwach, sondern noch stärker, selbstsicherer und froher, weil Ihnen klar wird, dass Sie etwas ganz Wertvolles erreicht haben:

FREIHEIT!

- Eine Sucht ist keine tiefe Grube – man kann sich ohne körperliche Anstrengung daraus befreien.
- Es ist ganz leicht, aus der Alkoholfalle zu entkommen – Sie müssen nur die richtige Entscheidung treffen.
- Zweifeln Sie nicht an Ihrer Entscheidung und vertrauen Sie darauf, dass Sie Erfolg haben werden.
- Denken Sie stets daran, dass Alkohol keinerlei Vorteile bringt.
- Sie müssen nicht abwarten. Sobald Sie mit dem Trinken aufhören, sind Sie frei.
- »Nur ein Glas« gibt es nicht. Wer sich ein Glas genehmigt, trinkt bald darauf das nächste und noch eins und sitzt dann wieder in der Falle.
- Freuen Sie sich über die Vernichtung Ihres Todfeinds.

14.

Die Kontrolle übernehmen

~~~~~~~~~~~~~~~~~~~~~~~~~~~~~~~~~~~ **IN DIESEM KAPITEL** ~

- Wer zieht die Fäden?
- Der Mythos der freien Entscheidung
- Den Schlüssel erkennen und benutzen
- Eingeständnis
- Das tolle Gefühl, das Leben wieder selbst in der Hand zu haben
~~~~~~

Wer an einem Alkoholproblem leidet, empfindet es als Qual, das eigene Trinkverhalten nicht kontrollieren zu können. Sobald Sie Entscheidungen treffen, die sich nicht auf Illusionen, sondern auf Fakten stützen, übernehmen Sie wieder die Kontrolle.

Die Gehirnwäsche kann Sie nicht endlos hinters Licht führen. Trotz der Unmenge von Fehlinformationen, die uns in der Alkoholfalle gefangen halten soll, kennen alle Trinker viele gute Gründe, die gegen das Trinken sprechen. Mindestens einer dieser Gründe führt dazu, dass

Sie immer wieder versuchen, Ihren Alkoholkonsum einzustellen oder zumindest zu reduzieren – aber nur, wenn ein Aufhörversuch wirklich erfolgreich war, wird Ihnen klar, was Sie durch das Aufhören gewinnen: Befreiung von der Sklaverei.

Trinker verabscheuen die Vorstellung, dass sie zu Sklaven geworden sind. Wie Rachel von Seite 155 haben viele Alkoholiker einen äußerst starken Willen und meist alle Aspekte ihres Lebens unter Kontrolle, deshalb können sie es nur schwer ertragen, dass sie selbst von etwas kontrolliert werden, das sie eigentlich verachten. Sie meinen, es müsse möglich sein, ihr Problem durch reine Willenskraft zu lösen, und dass ihnen das nicht gelingt, deprimiert und frustriert sie.

Sie scheitern mit der Methode Willenskraft, weil sie in einer Falle sitzen, die sie nicht verstehen. Sie sind frustriert, weil sie das Falsche versuchen – als würden sie bei einer Schwingtür gegen die Scharniere drücken. Da es ihnen nicht gelingt, aufzuhören, obwohl sie um die Gefahren des Alkohols wissen, denken sie, mit ihnen sei etwas nicht in Ordnung. Doch da liegen sie falsch.

> DIE ARGUMENTE, DIE GEGEN ALKOHOL
> SPRECHEN, HALTEN UNS NICHT
> VOM TRINKEN AB – WIR TRINKEN AUS
> DEN FALSCHEN GRÜNDEN.

In Wirklichkeit sind diese »Gründe« nur Illusionen. So-lange sie nicht beseitigt sind, sollten Sie sich nicht auf die Argumente konzentrieren, die gegen Alkoholkon-sum sprechen. Für die Methode Willenskraft gilt leider: Selbst wenn man tatsächlich aufhört, wird man dennoch nicht frei. Man trauert zeit seines Lebens etwas nach, das man um keinen Preis mehr möchte! Diese absurde, un-erträgliche Situation sollten Sie sich ersparen. Sie wer-den damit nicht glücklich!

Was die meisten Trinker so verzweifeln lässt, ist weder die Angst vor Leberversagen noch die Sorge um ihre zwischenmenschlichen Beziehungen oder die Tatsache, dass sie ihr Geld zum Fenster hinauswerfen, nein, es ist das Gefühl, dass sie nicht die Kraft haben, mit etwas auf-zuhören, das ihnen unübersehbar das Leben ruiniert. Es ist:

DIE REINSTE SKLAVEREI.

Trinker sind so verzweifelt, dass sie nach den fadenschei-nigsten Ausreden suchen, um weitertrinken zu können, und sie lassen sich auch von niemandem helfen. Sie ver-suchen, die schlimmen Nebenwirkungen übermäßigen Alkoholkonsums auszublenden. Diese lauern jedoch wie Schatten im Hinterkopf, und je tiefer ein solcher Mensch in die Falle gerät, desto finsterer werden die Schatten.

Die meisten Trinker wollen aus gesundheitlichen

Gründen aufhören. Vielleicht haben sie Beschwerden mit den Nieren bekommen, können nicht schlafen oder leiden immer wieder unter Kopfschmerzen. Alkohol ruft zahllose Probleme hervor, bei denen sämtliche Alarmglocken schrillen.

Auch finanzielle Gründe motivieren häufig zum Aufhören. Es ist eine große Belastung, wenn man eine Unsumme, die man sich eigentlich gar nicht leisten kann, zum Fenster hinauswirft, und wer übermäßig viel Alkohol konsumiert, kann im Laufe seines Lebens ohne weiteres über 300 000 Euro dafür ausgeben.

Die sozialen Folgen des Trinkens können ebenfalls den Wunsch hervorrufen, endlich damit aufzuhören. Alkohol kann verheerende Auswirkungen auf Ihre Stimmung und Ihr Verhalten haben, was wiederum Familie und Freunde in Mitleidenschaft zieht. Sie können sich glücklich schätzen, wenn Ihnen das klar wird, bevor es zu spät ist, denn dann lassen sich die Beziehungen meist noch kitten und das Verhältnis zu Ihren Liebsten noch retten.

Fragt man einen Trinker jedoch, weshalb er trinkt, so reagiert er fast immer abweisend und negativ. Gute Gründe für den Alkoholkonsum scheinen ihm nicht einzufallen, also findet er Ausreden, weshalb er noch nicht aufgehört hat.

»Es bringt mich schon nicht um.«

»Ich könnte es genauso gut lassen.«

»Es gibt viel schlimmere Angewohnheiten.«

Würde man so über einen echten Genuss sprechen? Wenn Sie jemanden fragen, weshalb er zum Fußball oder ins Kino geht, Kunstausstellungen besucht oder Musik hört, würden Sie wohl kaum hören: »Es gibt viel schlimmere Angewohnheiten.« Wenn etwas echte Freude bereitet, schwärmt man nur zu gerne davon. Man erfindet keine Ausreden, weshalb man es nicht lassen kann!

Diese abweisende Haltung ist ein untrügliches Zeichen dafür, dass der Trinker sein Verhalten nicht unter Kontrolle hat und merkt, dass er in der Falle sitzt. Ein Süchtiger kann sich nur befreien, wenn er erkennt, dass er die Falle einfach verlassen kann: Er muss sich nicht länger vom Alkohol versklaven lassen, das Trinken wird ihm nicht fehlen, er wird das Leben mehr genießen und mit Stress besser zurechtkommen, die Flucht wird ganz mühelos und ohne Qualen verlaufen.

Wenn Sie mit Erfolg aufgehört haben, werden Sie Ihre neugewonnene Freiheit besonders genießen, wenn Sie auf die Zeit als Trinker zurückschauen – beim Anblick anderer Trinker empfinden Sie dann weder Neid noch ein Gefühl des Verzichts, sondern Mitleid wie mit einem Heroinsüchtigen. Der größte Gewinn, den ein erfolgreicher Aufhörversuch mit sich bringt, ist weder die bessere Gesundheit noch das Geld oder die soziale Stabilität – obwohl diese Vorteile auch nicht zu verachten sind! –, sondern die Tatsache, dass Sie sich nicht mehr jämmerlich und hilflos ausgeliefert fühlen.

WELCHES GIFT BEVORZUGEN SIE?

Sie haben doch sicher ein Lieblingsgetränk? Zu den genialen Illusionen der Alkoholfalle gehört, dass sie Trinkern weismacht, sie müssten sich ihr Gift besonders sorgfältig auswählen. Genau so werden alkoholische Getränke vermarktet. Das beste Beispiel ist Wein. Die gesamte Branche lebt davon, dass ihr Produkt – fermentierter Traubensaft – als besonders kultiviert gilt, sodass Weinkenner stundenlang großen Unsinn über Traubensorten, Bodenstruktur, Klima und vieles mehr von sich geben können.

Und das gilt nicht nur für die Weinbranche. Ähnlicher Kult wird seit langem um Spirituosen getrieben, insbesondere Single Malt Whisky mit seinem charakteristischen Geschmack nach Torf und Lauge. Können Sie sich etwas Widerlicheres vorstellen als einen Mundvoll Erde oder Meerwasser? Mittlerweile soll man gar schon im Bier feine Geschmacksnuancen feststellen!

Dieses Bild des »echten Kenners« ist ein sehr cleverer Trick, der Sie in der Falle gefangen halten will, indem man Ihnen weismacht, Sie hätten alles im Griff. Sie gießen sich schließlich nicht irgendein billiges, süchtig machendes Gift die Kehle hinunter, sondern wählen es ganz bewusst aus.

WACHEN SIE AUF!

Die einzig wichtige Entscheidung besteht darin, ob Sie trinken oder nicht trinken.

Erstaunlicherweise macht diese Entscheidung einem Trinker jedoch klar, dass er rein gar nichts unter Kontrolle hat. Er kennt zwar die überzeugenden Gründe, die gegen Alkohol sprechen, kann dem Drang aber nicht widerstehen.

Wenn Sie noch nicht lange trinken, ist die Illusion der Kontrolle noch sehr stark. Je weiter Sie in die Falle geraten, desto höher wird Ihre Toleranz gegenüber der Droge, sodass Sie immer mehr benötigen, um das Verlangen zu stillen. Sie trinken dann immer häufiger. Immer noch glauben Sie, alles unter Kontrolle zu haben, doch versuchten Sie aufzuhören, würde eine unsichtbare Macht dafür sorgen, dass Sie scheitern.

Mittlerweile trinken Sie so viel, dass die Auswirkungen auf Ihren Alltag nicht mehr zu leugnen sind. Wie in einem bösen Traum erleben Sie mit, wie Sie alkoholkrank werden – obwohl Sie immer dachten, das könne nur anderen passieren –, und sind nicht in der Lage, das zu verhindern.

Sie können Ihren Pflichten nicht mehr nachkommen und scheitern schon an den einfachsten Aufgaben. Sie werden vergesslich und reizbar. Sie versuchen, Ihr Problem zu vertuschen, indem Sie Nahestehenden etwas vorlügen. Sie spüren, dass Sie alles, was Ihnen etwas bedeutet, aufs Spiel setzen, und dennoch fühlen Sie sich machtlos.

Dieser Konflikt ruft Selbsthass hervor, der sich häufig als Reizbarkeit gegenüber anderen äußert. Wer in der Alkoholfalle sitzt, wird zwischen zwei Standpunkten hin- und hergezogen. Ein Teil Ihres Gehirns will, dass Sie nicht mehr trinken, der andere zwingt Sie jedoch, weiterhin Alkohol zu konsumieren. So leben Sie in ständiger Verwirrung: Wenn Sie doch aufhören wollen, warum tun Sie es nicht einfach? Andere Dinge im Leben, die Sie aus gutem Grund abstellen wollen, können Sie doch auch einfach sein lassen – warum also haben Sie Ihr Trinkverhalten nicht im Griff?

Die Antwort ist ganz einfach:

WER TRINKT, HAT KEINE KONTROLLE.

Sie werden von einer Macht kontrolliert, die Sie zu Entscheidungen zwingt, die Ihren Instinkten widersprechen. Diese Macht hat einen Namen: Sucht.

ENTSCHEIDUNG ANHAND VON ILLUSIONEN

Was veranlasst Sie zu trinken? Wurden Sie schon einmal mit vorgehaltener Waffe dazu gezwungen? Jedes Mal, wenn Sie die Flasche oder das Glas an die Lippen führen, entscheiden Sie sich bewusst für Alkohol. Jetzt könnten Sie einwenden, dass das meiner Behauptung widerspricht, Sie hätten Ihr Trinkverhalten nicht unter Kontrolle. Doch das ist kein Widerspruch. Ihre Alkoholsucht veranlasst Sie zu dieser Entscheidung.

SIE HABEN DEN ALKOHOL NICHT UNTER KONTROLLE, DER ALKOHOL KONTROLLIERT SIE!

Wie die Fliege in der Schlauchpflanze verlieren wir die Kontrolle in dem Augenblick, in dem wir zu unserem ersten Drink verleitet werden. Je tiefer wir hineingeraten, desto stärker wird unser Zwiespalt – einerseits wollen wir unseren Konsum reduzieren oder ganz einstellen, andererseits immer mehr trinken.

Dieser ständige Kampf tobt in jedem Süchtigen. Er verwirrt uns und sorgt dafür, dass wir uns dumm und hilflos fühlen. So fühlt sich niemand gerne, also verleugnen wir unsere Situation; wir stecken den Kopf in den Sand, damit wir uns nicht der schmerzlichen Wahrheit stellen müssen, nämlich dass wir ein hoffnungsloser, armseliger Sklave des Alkohols geworden sind. Statt dieser unangenehmen Realität ins Auge zu sehen und unsere Ängste anzugehen, finden wir immer neue Ausreden, um weiter trinken zu können.

Solange Sie sich vormachen, Sie hätten Ihr Trinkverhalten unter Kontrolle, verzichten Sie auf die einzige Lösung für Ihr Problem: Aufhören. Erst wenn Sie erkennen und akzeptieren, dass der Alkohol Sie im Griff hat, nicht umgekehrt, sind Sie in der Lage zu begreifen, dass Sie Ihr Leben erst dann wieder in die eigene Hand nehmen, wenn Sie aufhören zu trinken.

Das ist nicht nur die einzige Lösung, es ist auch ganz einfach. Solange Sie jedoch weiter behaupten, Sie hätten alles im Griff, bleiben Sie unfrei.

Begreifen Sie mittlerweile, wie die Willenskraft Sie in der Falle gefangen hält? Mit der Methode Willenskraft glauben Sie nach wie vor, dass Sie auf einen echten Genuss oder ein Hilfsmittel verzichten, und verurteilen sich damit zu einem Leben voller Qual. Sobald Sie diese Illusion aufgeben, wird die Flucht ganz leicht.

Die Alkoholfalle ist ein raffiniertes Gefängnis, hat jedoch eine entscheidende Schwäche: Die Gefangenen halten den Schlüssel selbst in der Hand. Um zu entkommen, gilt es, drei Dinge zu erreichen:

1. Sie müssen erkennen, dass Sie in einer Falle sitzen.
2. Sie müssen erkennen, dass Sie den Schlüssel selbst in der Hand halten.
3. Sie müssen lernen, wie man den Schlüssel benutzt.

All das ist nur mit der Easyway-Methode möglich. Alles, was ich Ihnen bislang erläutert habe, sollte Ihnen helfen, die Falle, in der Sie sitzen, zu durchschauen und zu erkennen, dass Sie den Schlüssel selbst in der Hand halten. Die Falle ist die Sucht. Der Schlüssel ist die Beseitigung der Gehirnwäsche, die dafür sorgt, dass Sie süchtig bleiben – die Vernichtung des großen Monsters.

Der letzte Schritt besteht darin, den Schlüssel zu benutzen – also das kleine Monster zu vernichten – und sich zu befreien.

Sie wissen bereits, wie die Alkoholfalle funktioniert und dass sie Sie gefangen hält, indem sie die Illusion von Genuss schafft. Mittlerweile sollte Ihnen vollkommen klar sein, dass jeglicher Genuss, den Ihnen der Alkohol augenscheinlich verschafft hat, lediglich eine Illusion war, die Ihnen das kleine und das große Monster mit vereinten Kräften vorgegaukelt haben. Sie sollten nicht daran zweifeln, dass Alkohol weder Genuss noch Hilfe bedeutet. Er verleiht keinen Mut. Er macht Sie nicht interessanter oder unterhaltsamer und beruhigt Sie auch nicht. Er ist keine Belohnung, sondern die reinste Strafe – ein Gift mit hohem Suchtpotential, das Sie körperlich und geistig zerstört. Wenn Sie an einem dieser Punkte nach wie vor Zweifel haben, sollten Sie dringend noch einmal zu Kapitel 5 zurückblättern und ab dort weiterlesen. Sie müssen unbedingt erst das große Monster besiegen, bevor Sie endgültig entkommen können.

Zudem sollten Sie sich klarmachen, dass Sie den Alkohol nur kontrollieren können, wenn Sie nichts mehr trinken. Wer den Konsum reduziert oder nur »ab und an« etwas trinkt, hat nicht die ideale, sondern die schlimmste Lösung gefunden. Solange Ihr Körper Alkohol bekommt, wird der Alkohol Sie kontrollieren. Die einzigen Menschen, die nicht vom Alkohol kontrolliert werden, sind Nichttrinker. Zum Nichttrinker werden Sie in dem Augenblick, in dem Sie mit dem Trinken aufhören, ohne das Verlangen zu verspüren, noch einmal Alkohol zu konsumieren.

Von diesem Augenblick an stirbt das kleine Monster allmählich. Das ist kein Grund zur Sorge, sondern Sie sollten sich vielmehr an seinen Todeszuckungen erfreuen. Schließlich ist dieses Monster Ihr Todfeind, und Sie werden ihn ein für alle Mal los. Die Angst, die Sie bislang an der Flucht aus der Alkoholfalle gehindert hat, ist die Angst, Sie könnten das Leben ohne Alkohol nicht genießen oder meistern. Nichttrinker kennen diese Angst gar nicht. Trinken hilft nicht dagegen, sondern ruft sie erst hervor. Es ist ein wunderbares Gefühl, diese Angst endlich loszuwerden.

GESTÄNDNIS

Der Aufwand, den Trinker betreiben, um ihr Problem geheim zu halten, bedeutet für sie ungeheuren Stress. Ein Problem lässt sich viel leichter lösen, wenn man damit offen und ehrlich umgeht. Vielleicht ist die Vorstellung, Ihren Alkoholkonsum offen einzugestehen, für Sie aber undenkbar. Möglicherweise fürchten Sie, Ihre Mitmenschen könnten wütend werden und Sie nicht mehr respektieren. Ich gebe zu, dass das durchaus möglich ist. Die Menschen, die Sie lieben und Ihnen vertrauen, werden verletzt sein, doch letztendlich wird man Sie dafür respektieren, dass Sie reinen Tisch gemacht haben, und Ihnen helfen wollen.

Höchstwahrscheinlich wird sich herausstellen, dass Sie die Menschen, die Sie täuschen wollten, gar nicht täuschen konnten. Sicher ist Ihr verändertes Verhalten nicht unbemerkt geblieben. Ihre Reizbarkeit hat diese Menschen bereits verletzt. Sie haben sich gewundert, warum Sie Ihre Arbeit oder andere Verpflichtungen nicht mehr richtig wahrnehmen konnten. Je länger Sie die Täuschung aufrechterhalten, desto mehr werden diese Gefühle zu Misstrauen und Entfremdung führen. Wenn Sie dagegen die Karten auf den Tisch legen, können andere verstehen, warum sich Ihr Verhalten verändert hat, und Ihnen helfen, Ihr Problem zu lösen. Es ist sehr gut möglich, dass Ihre Mitmenschen erleichtert sind, wenn Sie sich offenbaren.

Vielleicht meinen Sie, Ihre Lieben seien für das gesamte Ausmaß Ihrer Alkoholsucht noch nicht bereit, und es wäre nicht fair, sie damit zu »belasten«. Das ist vollkommen in Ordnung. Sie können am besten beurteilen, wann der richtige Zeitpunkt für die Wahrheit gekommen ist. Wenn Ihre neugewonnene Freiheit Ihnen Selbstvertrauen und Selbstachtung verliehen hat, werden Sie leichter entscheiden können, wann Sie am besten reinen Tisch machen.

GENIESSEN SIE DIE BEFREIUNG.

Wenn Sie feststellen, dass Sie als Nichttrinker das Leben mehr genießen und mit Stress besser zurechtkommen, müssen Sie die schlimmen Folgen, die das Trinken auf Körper und Geist hatte, nicht mehr verdrängen. Einer der großen Vorteile des Aufhörens besteht darin, dass Ihnen diese Sorgen genommen werden.

Es ist höchste Zeit, das kleine Monster zu vernichten und aus der Alkoholfalle zu entkommen. Sie wissen ja: Trinken hilft nicht gegen die Angst, sondern verursacht diese. Wenn Sie aufhören, haben Sie nichts zu befürchten, sondern sichern sich wunderbare Vorteile. Denken Sie an die Fliege auf dem Trichter der Schlauchpflanze. Sie könnten sie retten, wenn Sie ihr rieten, davonzufliegen, solange sie noch kann.

Sehen Sie sich selbst aus der Perspektive eines Nichttrinkers. Führen Sie sich vor Augen, dass Alkohol Ihnen keinerlei Vorteil bringt. Er ist ein Gift, das Ihre Lebensdauer und -qualität ganz erheblich reduziert. Sie können die Schäden auf der Stelle aufhalten, indem Sie niemals wieder etwas trinken.

Was denken Sie, wenn Sie einen Heroinsüchtigen sehen? Ist es nicht offensichtlich, dass er sein Problem nicht behebt, wenn er sich eine Nadel in den Arm sticht, sondern es vielmehr immer schlimmer macht, und dass es sich nur aus der Welt schaffen lässt, wenn er kein Heroin mehr nimmt?

Denken Sie an den ehemaligen Häftling, der Gefahr läuft, seine Freiheit durch eine erneute Straftat zu riskieren, nur weil er Angst vor dem Leben außerhalb der Gefängnismauern hat. Versetzen Sie sich in seine Lage. Führen Sie ihm die vielen wunderbaren Vorteile vor Augen, welche die Freiheit mit sich bringt. Und führen Sie sich selbst vor Augen, welch herrliche Vorzüge ein Leben ohne Alkohol hat:

- bessere Gesundheit
- weniger Stimmungsschwankungen
- bessere zwischenmenschliche Beziehungen
- mehr Selbstachtung
- weniger Stress
- besserer Schlaf
- gesteigertes Konzentrationsvermögen
- klarere Gedankengänge
- mehr Geld

UND VOR ALLEN DINGEN:

- Kontrolle über das eigene Leben

Das ist Ihre Chance, davonzufliegen. Sie können jederzeit nach Belieben davonfliegen – worauf warten Sie also? Sie haben nichts zu befürchten. Sie wissen ja: Solange Sie in der Alkoholfalle bleiben, erwarten Sie unter Garantie fürchterliche Dinge.

Doch wenn Sie entkommen, können Sie wieder die Kontrolle über Ihr Leben übernehmen. Sie werden begeistert sein, wie toll es sich anfühlt, endlich frei von der Sklaverei der Alkoholsucht zu sein.

Schon bald werde ich Sie bitten, feierlich zu schwören, dass Sie nie wieder Alkohol trinken werden. Zunächst jedoch gibt es noch eine abschließende Phase, auf die wir uns vorbereiten müssen. Sie heißt Entzug.

~~~~~~~~~~~~~~~~~~~~~~~~~~~~~ **ZUSAMMENFASSUNG** ~

- Bleiben Sie kein Sklave des Alkohols!
- Die Sucht kontrolliert Sie.
- Sie können den Alkohol nur kontrollieren, wenn Sie nichts mehr trinken.
- Wenn Sie sich befreit haben, werden Sie staunen, wie schön das Leben sein kann.

15.

Entzug

Wenn Sie mit der Easyway-Methode aufhören, sind Entzugssymptome ein Grund zur Freude und keine Qual.

Wenn in diesem Buch von Entzugserscheinungen die Rede war, habe ich diese als das Gefühl »Ich brauche einen Drink« beschrieben – so verlangt das kleine Monster nach Alkohol. Ich habe erklärt, dass dieses Gefühl so schwach ist, dass man es kaum wahrnimmt. Vielleicht haben Sie angenommen, dass ich damit nicht die Entzugserscheinungen meinte, die Sie erleben werden, wenn Sie endgültig aufhören.

Trinker gehen von der falschen Annahme aus, wer für immer auf Alkohol verzichten wolle, müsse erst eine qualvolle Entzugsphase durchmachen. Sicher haben Sie schon vom Delirium tremens und anderen wahnhaften Symptomen gehört, die Alkoholiker beim Entzug erleben. Die Angst vor diesen Symptomen ist bei vielen so stark, dass sie es nicht wagen, überhaupt einen Aufhörversuch zu starten. Wie alle anderen Gründe, aus denen Trinker nicht aufhören wollen, ist auch dieser ein Mythos.

Bei den meisten Menschen, die mit dem Trinken aufhören, treten keinerlei anormale körperliche Entzugserscheinungen auf, weder Schweißausbrüche noch Zittern, weder Kopfschmerzen noch Herzrasen. Wir glauben lediglich, wir müssten ein schreckliches Trauma durchmachen, weil das Aufhören mit der Methode Willenskraft eine psychische Qual sein kann und allein deshalb oft körperliche Symptome hervorruft. Dennoch gelingt es Nacht für Nacht Millionen von Trinkern, acht Stunden lang zu schlafen – und beim Aufwachen leiden sie keine schlimmen Qualen, obgleich sie so lange auf ihre Droge verzichten mussten. Wären die körperlichen Folgen des Entzugs tatsächlich so dramatisch, würden sie mitten in der Nacht wach werden und dringend Alkohol benötigen. Dem ist aber nicht so, die meisten Trinker genehmigen sich erst deutlich später am Tag den ersten Alkohol. Das schaffen sie nicht nur ganz mühelos ohne körperliche Qualen, sondern sie fühlen sich dabei noch nicht einmal besonders schlecht.

Natürlich freuen sie sich auf ihren ersten Drink, und wer versuchte, ihnen diesen zu verwehren, würde sich großen Zorn zuziehen – aber das ist keine Reaktion auf körperliche Schmerzen, sondern die Panik bei dem Gedanken, dass einem etwas vorenthalten wird. Wenn sie sich ganz sicher sind, dass sie ihren nächsten Drink bekommen werden, lässt diese Panik nach. Würde es sich dagegen um körperliche Schmerzen handeln, dann wären sie die ganze Zeit über zu spüren wie beispielsweise Zahnweh.

PANIK VERMEIDEN

Fast jeder, der an einem Alkoholproblem leidet, kennt das typische »Panikgefühl«, das sich einstellt, wenn man nicht weiß, wann es den nächsten Drink geben wird. So fühlt sich auch ein Raucher, dem die Zigaretten ausgehen. Raucher scheuen keine Mühen, ihren Vorrat nachzufüllen, und würden spätabends kilometerweit durch den Regen laufen, nur um sich ihre kleine »Krücke« zu beschaffen. Auch Trinker geben sich unglaubliche Mühe, sich mit Alkohol zu versorgen, schleichen sich heimlich aus dem Haus, vertuschen, was sie vorhaben, und begeben sich sogar in gefährliche Situationen.

Allerdings gibt es auch starke Trinker, die behaupten, das Gefühl der Panik gar nicht zu kennen. Wir wissen, dass Alkoholiker anderen und sich selbst etwas vorlügen.

Manche jedoch empfinden tatsächlich niemals die Panik, die Trinker überkommt, wenn sie fürchten, längere Zeit ohne Alkohol auskommen zu müssen. Das liegt aber nur daran, dass sie sämtliche Maßnahmen treffen, damit es gar nicht erst so weit kommen kann! Mit anderen Worten: Diese Leute kennen nicht nur die gleiche Angst wie alle anderen Trinker, sie werden davon geradezu verzehrt.

Die Wahrheit lautet: Jeder Alkoholiker, dem der erwartete Alkoholkonsum verwehrt wird, verspürt Panik. Dabei handelt es sich jedoch nicht um körperlichen Schmerz, und wenn man das Verlangen nach Alkohol beseitigt, verschwindet auch die Panik.

ENTZUGSSYMPTOME

Wie schlimm kann der Entzug also wirklich werden? Vielleicht haben Sie schon einmal von den folgenden Symptomen gehört:

- Angstzustände,
- Reizbarkeit,
- Stimmungsschwankungen,
- Nervosität,
- Niedergeschlagenheit,
- und Verwirrung.

Zum einen sind dies keine körperlichen Symptome, sondern psychische. Zum anderen erleben alle Trinker diese Symptome mehr oder weniger stark, WÄHREND SIE TRINKEN! All diese Symptome werden vom Alkohol ausgelöst – wenn Sie also weiterhin trinken, werden Sie unter Garantie darunter leiden.

Zu den bekannten körperlichen Symptomen zählen unter anderem:

- Müdigkeit,
- Kopfschmerzen,
- Magenprobleme,
- schwache, schmerzende Muskeln,
- Herzrasen,
- Zittern,
- Schweißausbrüche,
- Frösteln,
- und Atembeschwerden.

Diese Symptome erinnern stark an die Symptome einer Grippe und werden auch häufig so beschrieben. Sicher haben Sie schon häufiger die Grippe gehabt, und vermutlich werden Sie irgendwann noch einmal daran erkranken, doch diese Vorstellung ruft bei Ihnen keine Panik hervor. Auch wenn wir uns bei einer Grippe furchtbar schlecht fühlen, überstehen wir sie ohne große Probleme.

Wenn ich Ihnen anbiete: Eine Woche Grippe, dann

sind Sie ein Leben lang frei und glücklich – würden Sie dieses Angebot annehmen?

Selbst wenn die Entzugssymptome qualvoll wären, würden Sie nicht etwas Qual in Kauf nehmen, wenn Sie sich damit von der Versklavung durch den Alkohol befreien könnten?

Eigentlich kann der Mensch Schmerzen nämlich recht gut aushalten. Das zeigt ein kleines Experiment: Krallen Sie Ihre Finger einmal richtig fest in Ihren Oberschenkel, graben Sie die Nägel tief in die Haut und erhöhen Sie den Druck immer weiter.

Sie werden feststellen, dass Sie ziemlich starke Schmerzen ohne Angst oder gar Panik ertragen können. Das liegt daran, dass Sie selbst die Kontrolle haben. Sie kennen die Ursache Ihrer Schmerzen und wissen, dass Sie diese jederzeit abstellen können.

Wiederholen Sie die Übung nun noch einmal, doch stellen Sie sich diesmal vor, nicht Sie selbst würden die Schmerzen hervorrufen, sondern sie seien aus dem Nichts aufgetaucht, ohne erkennbare Ursache, und Sie hätten keine Ahnung, wie lange sie noch anhielten. Jetzt malen Sie sich aus, Sie würden diesen Schmerz in der Brust oder im Kopf verspüren. In diesem Fall würden Sie auf der Stelle in Panik geraten.

Nicht der Schmerz an sich ist unerträglich, sondern die Angst und die Panik, die entstehen, wenn man sich einen Schmerz nicht erklären kann oder nicht weiß, welche Folgen er haben wird.

Deshalb kann schon eine leichte, aber unerklärliche körperliche Wahrnehmung sehr beunruhigend sein, wenn wir sie für ein schlimmes Vorzeichen halten.

Beobachten Sie einmal, wie sich Trinker verhalten, wenn sie nichts trinken können. Sie werden rastlos und unruhig. Bestimmt bemerken Sie kleine nervöse Ticks, zum Beispiel, dass ihre Finger ständig in Bewegung sind oder sie mit den Zähnen knirschen. Diese Unruhe wird durch ein Gefühl der Leere und Unsicherheit ausgelöst, das sehr rasch in Verärgerung, Reizbarkeit, Angst, Wut, Furcht und Panik umschlagen kann, wenn das Verlangen nach Alkohol nicht gestillt wird.

Machen Sie sich eines ganz klar: Alkohol ruft dieses Gefühl hervor und kann es nicht lindern. Wenn Sie das verstanden haben, wissen Sie, dass Sie als Nichttrinker auf nichts verzichten müssen.

WENN SIE WEITERHIN TRINKEN, WERDEN SIE DEN REST IHRES LEBENS AN DEM GEFÜHL DER LEERE UND UNSICHERHEIT LEIDEN.

ABSICHTLICHE QUAL

Die psychischen Symptome, die ich auf Seite 255 aufgeführt habe, erleiden Trinker, wenn sie versuchen, mit der Methode Willenskraft aufzuhören. Vielleicht haben Sie diese selbst schon einmal erlebt. Es handelt sich dabei um Angstsymptome, die durch das Gefühl ausgelöst werden, dass Ihnen ein Genuss oder ein Hilfsmittel versagt wird. Solange Sie glauben, dass Sie auf etwas verzichten müssen, rufen die kaum wahrnehmbaren Entzugssymptome – die leisen Rufe des kleinen Monsters – weiterhin Angst und Panik hervor, die wiederum zu körperlichen Beschwerden führen können.

Unwissenheit und Illusionen sind die bösen Zwillinge, die ein kleines Signal in Ihrem Gehirn in Panik und psychische Qualen verwandeln können. Stellen Sie sich nur einmal vor, es würde Sie ständig jucken, aber Sie dürften nicht kratzen. Wie würde Sie das quälen, und welche Willenskraft müssten Sie aufbringen, um dem Drang zu widerstehen, nur ein kleines bisschen zu kratzen! Und stellen Sie sich außerdem vor, Sie wären davon überzeugt, dieser Juckreiz würde ein Leben lang anhalten, wenn Sie nicht kratzen!

Was glauben Sie, wie lange Sie das aushalten würden? Sagen wir, Sie bleiben eine Woche oder gar noch länger standhaft – wie groß wäre dann die Erleichterung, wenn Sie endlich nachgeben!

Dieses Beispiel beschreibt die Qualen, die Trinker erleiden, wenn sie mit der Methode Willenskraft aufhören. Der Drang, dem Juckreiz nachzugeben, hält bei ihnen noch lange an, auch wenn das kleine Monster längst gestorben ist. Dieser Drang wird durch alles ausgelöst, was sie je mit Trinken in Verbindung gebracht haben, zum Beispiel Entspannung nach einem langen Arbeitstag,

Zusammensein mit Freunden oder Partys. Dann denken sie »Früher hätte ich jetzt getrunken« und sind dabei nach wie vor der Überzeugung, dass ihnen etwas entgeht.

Sie jedoch wissen mittlerweile, dass Sie Trinken nur deshalb als Genuss oder Vorteil wahrnehmen, weil die Gehirnwäsche Ihr Gehirn zu dieser Annahme verleitet hat. Genauso gut könnten Sie einen Pickel mit einer Salbe bekämpfen, die aus diesem Pickel einen Hautausschlag macht. Wenn Sie einen solchen Pickel hätten und ich Ihnen sagte, Sie müssten ihn nur ein paar Tage in Ruhe lassen, damit er von selbst verschwindet, würden Sie keine Salbe brauchen oder wollen.

Nachdem Sie Ihren letzten Drink zu sich genommen haben, wird es Ihnen leichtfallen, Nichttrinker zu werden, weil Ihnen dann klar ist, dass das Gefühl der Leere und Unsicherheit, das Sie nach Alkohol verlangen lässt, durch Ihren letzten Drink ausgelöst wurde und dass Sie dieses Gefühl für den Rest Ihres Lebens immer wieder verspüren werden, wenn Sie weiterhin trinken. Die Qualen, die Sie von früheren Aufhörversuchen kennen, werden Ihnen erspart bleiben, weil Sie begriffen haben, dass Ihnen nichts entgeht. Ganz im Gegenteil, Sie werden von einem wunderbaren Gefühl der Freiheit erfüllt sein. Sobald Ihnen klar ist, dass der Genuss oder Vorteil lediglich eine Illusion ist, verspüren Sie keinen Verzicht und damit auch kein Elend oder Qualen, sondern nur ein unbändiges Gefühl der Freude.

DIE FREUDEN DES ENTZUGS

Nach Ihrem letzten Drink kann es passieren, dass Sie für einige Tage Entzugssymptome verspüren. Aber Sie wissen ja, dass dies keine körperlichen Schmerzen sind, sondern lediglich die jämmerlichen Rufe des kleinen Monsters, das nach Nachschub verlangt. Obgleich diese Symptome sehr schwach sind, sollten Sie sie nicht ignorieren.

Sie müssen sich unbedingt stets vor Augen führen, dass das kleine Monster mit dem ersten Schluck Alkohol entstand und sich von jedem weiteren alkoholischen Getränk ernährt hat, das Sie zu sich genommen haben. Sobald Sie mit dem Trinken aufhören, kappen Sie den Nachschub, sodass es allmählich stirbt.

In seinen Todeszuckungen will Sie das kleine Monster dazu bringen, es zu füttern. Malen Sie sich aus, wie dieser Schmarotzer immer schwächer wird, und genießen Sie die Vorstellung, ihn verhungern zu lassen. Führen Sie sich stets dieses Bild vor Augen und sorgen Sie dafür, dass Sie sich von den Todeszuckungen nicht zu dem Gedanken »Ich will einen Drink« verleiten lassen.

Schließlich wurde das Gefühl der Leere und Unsicherheit durch Ihren letzten Drink ausgelöst. Das Gefühl an sich ist zwar nicht angenehm, aber Sie werden es genießen, weil Sie seine Ursache kennen und wissen, dass das kleine Monster in Ihrem Inneren stirbt.

Intensiver Sport ist ganz ähnlich: Wenn Sie sich beim

Training sehr verausgaben, wird es allmählich unangenehm, doch dieses Gefühl versetzt Sie nicht in Panik. Sie genießen es, weil Sie wissen, dass Sie es unter Kontrolle haben und es Ihnen zeigt, dass Sie Ihrem Körper etwas Gutes tun.

Genießen Sie die sadistische Freude, das kleine Monster zu töten. Selbst wenn Sie sich ein paar Tage lang nach Alkohol sehnen, sollte Ihnen das keine Sorgen bereiten. Sie wollen schließlich keinen Alkohol, sondern Befreiung von dem hartnäckigen Gefühl, das nur verschwinden wird, wenn Sie niemals wieder etwas trinken. Würden Sie doch Alkohol trinken, würden Sie garantiert ein Leben lang an diesem Gefühl leiden. Das kleine Monster tut alles, damit Sie es endlich füttern. Wenn Sie das erkennen, wird es Ihnen leichtfallen, es verhungern zu lassen. Sie haben das Monster jetzt vollkommen im Griff. Es kann Ihnen nicht mehr schaden, sondern Sie vernichten diesen Feind und werden schon bald für immer frei sein.

WANN KANN ICH MICH ENTSPANNEN?

Vermutlich fragen Sie sich: »Okay, aber wie lange dauert es, bis ich geheilt bin?« Sie können sich freuen, denn sobald Sie den letzten Tropfen Alkohol getrunken haben, genießen Sie das grenzenlose Glück, ab sofort Nichttrinker zu sein. Im Gegensatz zu der Methode Willenskraft gibt es bei Easyway keine Wartezeit.

Die körperlichen Entzugssymptome klingen bereits innerhalb weniger Tage ab. In dieser Zeit können Menschen, die auf die Methode Willenskraft setzen, oft an nichts anderes denken als daran, dass ihnen der vermeintliche Genuss oder Vorteil versagt wird. Dann, nach etwa drei Wochen, kommt vielleicht ein Moment, in dem ihnen plötzlich klar wird, dass sie eine ganze Weile nicht an Alkohol gedacht haben. Das ist ein beglückendes Gefühl … und gleichzeitig ein gefährlicher Augenblick.

Diese Menschen glauben dann nicht mehr, dass sie ohne Alkohol ein Leben lang unglücklich sein werden, sondern meinen, ihr Problem werde sich mit der Zeit geben. Sie fühlen sich toll und halten sich für geheilt. Das gilt es zu feiern. Da kann es doch sicher nicht schaden, sich zur Belohnung einen kleinen Drink zu gönnen …?

Das zeigt deutlich, dass das große Monster weiterlebt. Diese Menschen haben sich selbst einen vermeintlichen Genuss versagt. Wenn sie so dumm sind, dass sie tatsächlich etwas trinken, werden sie dies keinesfalls als Belohnung empfinden. Sie werden dabei keinen Genuss oder Vorteil verspüren. Die Illusion von Genuss, die sie beim Trinken früher wahrgenommen haben, wurde nur durch die teilweise Linderung der Entzugssymptome hervorgerufen. Jetzt jedoch, da kein Alkoholentzug mehr vorliegt, erleben sie nicht einmal mehr diese Illusion.

Dieser eine Drink reicht jedoch aus, um das kleine Monster wieder zum Leben zu erwecken. Nun regt sich erneut Panik. Schließlich sollen die Aufhörbemühungen nicht vergebens gewesen sein, also versucht man mit schierer Willenskraft, dem Verlangen nach Alkohol nicht nachzugeben. Nach einer Weile geschieht jedoch wieder das Gleiche. Das Selbstvertrauen steigt, die Versuchung, »nur ein Glas« zu trinken, zeigt wieder ihre hässliche Fratze. Diesmal argumentiert man vielleicht: »Beim letzten Mal habe ich es auch bei einem Drink belassen, also kann es wohl nicht so schlimm sein!« So gerät man wieder in die Falle.

Kommt Ihnen das bekannt vor? Jeder, der schon einmal versucht hat, mit der Methode Willenskraft aufzuhören, hat vermutlich ähnliche Erfahrungen gemacht. Wer jedoch auf die Easyway-Methode setzt und feststellt, dass er schon eine Weile nicht an Alkohol gedacht hat, will das nicht mit einem Drink feiern, sondern denkt:

HURRA! ICH BIN FREI!

Ein Gefühl von Verzicht entsteht dabei nicht. Ab dem Augenblick, in dem Sie den letzten Tropfen Alkohol trinken, können Sie sich entspannen – Sie werden sich nicht nach einem Drink sehnen, sondern vielmehr denken: »Hurra! Wie schön! Dieses Elend bleibt mir für immer erspart!«

Viele ehemalige Trinker, die mit der Methode Willenskraft aufhören, können das niemals mit absoluter Gewissheit sagen. Sie sind sich niemals sicher, ob sie ihre Sucht wirklich überwunden haben. Da die körperlichen Entzugssymptome normalen Angst- und Stresserscheinungen ähneln, denken diese Menschen bei Sorgen und Stress häufig, sie müssten etwas trinken. Dabei würde Alkohol in diesem Fall nicht einmal mehr scheinbar helfen, da kein Entzug vorliegt – aber das wissen die ehemaligen Trinker nicht. Sie sind nach wie vor überzeugt, Alkohol sei die Lösung. Gleichzeitig nimmt der wahre Stress zu, weil sie glauben, dass ihnen eine Hilfe verwehrt wird, mit der sie ihre Lage besser bewältigen könnten.

Sie stecken in einem Dilemma: Entweder glauben sie ihr Leben lang, dass ihnen eine Hilfe versagt wird, oder sie probieren selbst aus, ob Alkohol helfen könnte. Leider müssen sie dazu wieder trinken, und wenn sie das tun, stellen sie fest, dass ihr Stress nicht nachlässt – im Gegenteil, ihre Enttäuschung darüber, dass sie der Versuchung nachgegeben haben, erhöht den Stress sogar. Gleichzeitig haben sie das kleine Monster wiederbelebt und werden daher schon bald wieder genauso viel trinken wie zuvor.

DER MOMENT DER WAHRHEIT

Bald schon werden Sie bei Ihrem letzten Drink feierlich schwören, nie wieder Alkohol zu trinken. Wenn Sie dieser Gedanke in Panik versetzt, sollten Sie sich einige schlichte Tatsachen vor Augen führen:

- Die Alkoholbranche braucht diese Panik, damit Sie in der Falle bleiben.
- Alkohol hilft nicht gegen die Panik, sondern löst sie aus.

Atmen Sie einmal tief durch und überlegen Sie: Gibt es wirklich einen guten Grund, in Panik zu geraten? Wenn Sie nicht mehr trinken, wird nichts Schlimmes geschehen. Sie sichern sich damit wunderbare Vorteile.

Vielleicht haben Sie Angst vor dem Schritt ins Ungewisse. Doch Ihnen steht nichts Ungewisses bevor. Schließlich haben Sie alles schon Tausende Male erlebt, und zwar immer dann, wenn Sie vor dem Schlafengehen das letzte Glas geleert haben. Dieser eine Drink wird ein ganz besonderer sein – Ihr allerletzter.

HABEN SIE BEREITS AUFGEHÖRT?

Wenn Sie bereits mit dem Trinken aufgehört haben, bevor Sie dieses Buch zur Hand nahmen, ist alles in bester Ordnung, sofern Sie sich sicher sind, dass das große Monster wirklich besiegt ist und Sie nicht den leisesten Zweifel daran haben, dass Sie kein Opfer bringen oder in irgendeiner Weise Verzicht üben. Trotzdem sollten Sie unbedingt den Schwur ablegen.

Schon sehr bald werden Sie sich körperlich und geistig stärker fühlen. Sie werden mehr Energie, mehr Selbstvertrauen, mehr Selbstachtung und mehr Geld haben. Diese wunderbare Freiheit sollten Sie nicht länger hinauszögern, nicht um eine Woche, nicht um einen Tag, nicht einmal um eine Sekunde. Die Methode Willenskraft ist deshalb so anstrengend, weil man ständig darauf wartet, dass etwas geschieht. Aber worauf wartet man? Darauf, ob man wieder trinken wird? Das lässt sich nur auf eine Weise herausfinden … deshalb heißt es warten, warten, warten, bis ans Lebensende.

Sobald Sie den letzten Tropfen Alkohol getrunken haben, werden Sie Nichttrinker. Sie erreichen damit eine neue Einstellung, die Erkenntnis, dass Trinken keinen Vorteil bringt und Sie sich aus einem Leben in Sklaverei, Elend und Entwürdigung befreien, wenn Sie nicht mehr trinken.

Statt Panik sollten Sie Begeisterung empfinden. Endlich müssen Sie nicht mehr krank, unfähig, unaufrichtig oder unehrlich sein! Bald schon erleben Sie das gute Gefühl, das Leben endlich im Griff zu haben. Freuen Sie sich! Das wird eine der schönsten Erfahrungen Ihres Lebens.

BALD SCHON SIND SIE FREI!

~ ZUSAMMENFASSUNG ~

- Bei einem Entzug entstehen keine körperlichen Qualen, sondern lediglich psychisches Unbehagen, das durch die Easy-way-Methode von Allen Carr abgestellt wird.

- Deuten Sie den körperlichen Entzug als Todeszuckungen des kleinen Monsters und genießen Sie, dass es stirbt.

- Machen Sie sich klar, dass alltägliche Empfindungen wie Angst oder Stress ähnlich wirken wie ein Entzug, sich durch Trinken jedoch nicht bekämpfen lassen.

- Trinker leiden ständig an Entzugserscheinungen. Nichttrinker kennen diese gar nicht.

- Entwickeln Sie eine positive Einstellung: Freuen Sie sich auf das, was Sie erreichen werden.

16.

Letzte Vorbereitungen

~~~~~~~~~~~~~~~~~~~~~~~~~~~ **IN DIESEM KAPITEL** ~

- Letzte Kontrollen
- Der richtige Augenblick
- Jetzt ist der ideale Zeitpunkt

~~~~~~

Nun ist es Zeit für einige abschließende Kontrollen, bevor Sie den Sprung in die Freiheit tun.

Das Gefühl der Freiheit, das Sie überkommt, wenn Sie der Alkoholfalle entkommen, habe ich in diesem Buch mit der Begeisterung bei einem Fallschirmsprung verglichen. Ihnen steht eine der tollsten Erfahrungen in Ihrem Leben bevor, deshalb sollten wir dafür sorgen, dass alles nach Plan verläuft, und eine abschließende Checkliste durchgehen, damit Sie richtig vorbereitet sind.

I. SEIEN SIE VOLLER VORFREUDE UND BEGEISTERUNG!

Ihre Einstellung sollte lauten: »Super! Ich muss nicht mehr trinken. Bald werde ich mich aus dem elenden, entwürdigenden Gefängnis befreien. Ich kann es kaum erwarten!«

Sie haben allen Grund zum Feiern. Bald entkommen Sie aus einer bösen Falle, die Ihr Leben erheblich beeinträchtigt hat und dazu führte, dass Sie sich unglücklich, verwirrt, ängstlich und zornig fühlten. Sie stehen kurz davor, wieder die Kontrolle über Ihr Leben zu übernehmen und diese Gefühle der Unfreiheit und Hilflosigkeit für immer zu beseitigen.

Schon bald werden Sie Nichttrinker sein. Seien Sie stolz auf Ihren Erfolg: Millionen von Trinkern auf der Welt wären nur zu gerne an Ihrer Stelle. Schon bald werden Sie wiederentdecken, wie uneingeschränkt schön es ist, bei guter Gesundheit zu sein, nichts mehr verbergen zu müssen und genug Zeit für die Menschen und Dinge zu haben, die Sie lieben. In der Alkoholfalle haben Sie vergessen, wie man die wahren Freuden genießt. Diesen wesentlichen Teil des Lebens gewinnen Sie bald zurück.

2. RÄUMEN SIE MIT DEN ILLUSIONEN AUF!

Wir haben die Gehirnwäsche rückgängig gemacht und die Illusionen ausgeräumt, durch die Sie zu der Überzeugung gelangten, Trinken bedeute Genuss oder Hilfe. Sie wissen und verstehen, dass Alkohol ein süchtig machendes Gift ist, das Sie auf lange Sicht körperlich und geistig zerstört. Sie haben die Mythen durchschaut, die Sie in der Trinkfalle gefangen hielten. Sie wissen, dass Alkohol Stress und Angst nicht etwa lindert, sondern sogar verursacht; dass er bei gesellschaftlichen Anlässen nicht hilft, sondern schadet; dass er keinen Mut verleiht, sondern den Mut nimmt; und dass er die Denkprozesse nicht fördert, sondern das Urteilsvermögen beeinträchtigt.

3. ERKENNEN SIE DIE WAHRHEIT!

Dass es Ihnen bislang nicht dauerhaft gelungen ist, mit dem Trinken aufzuhören, liegt nicht etwa daran, dass Alkohol so wunderbar ist, dass Sie nicht ohne ihn auskommen können, und es ist auch keine Störung Ihrer Persönlichkeit. Es liegt einfach daran, dass Sie die falsche Methode angewendet haben.

Jetzt wissen Sie jedoch, dass Alkohol Ihnen weder Genuss noch einen Vorteil bringt, sondern dass Sie ihn nur getrunken haben, weil jeder Schluck ein wenig gegen das Verlangen half, das der vorherige Drink ausgelöst hatte. Sie waren süchtig nach einer Droge, die bewirkt, dass Sie die Kontrolle verlieren, Sie aber weiterhin glauben lässt, Sie hätten alles im Griff. Sie haben akzeptiert, dass Sie ein Sklave des Alkohols waren und Sie dieser Sklaverei nur entkommen können, indem Sie aufhören.

4. LASSEN SIE ALLE ZWEIFEL FAHREN!

271

Wenn Sie Punkt 1, 2 und 3 akzeptieren konnten, sollten Sie auch in der Lage sein, Punkt 4 zu akzeptieren. Wenn Sie sich auf Ihren letzten Schluck Alkohol vorbereiten und für immer mit dem Trinken aufhören, sollten Sie keinen Zweifel daran haben, dass Sie nicht nur die richtige, sondern die einzig mögliche Entscheidung treffen – es sei denn, Sie wollen den Rest Ihres Lebens Sklave des Alkohols bleiben.

Ihnen ist klar, dass es sich bei der leichten Unbehaglichkeit, die sich nach dem Aufhören einstellen kann, lediglich um die Schreie des kleinen Monsters handelt, das in den letzten Zuckungen liegt. Genießen Sie das Gefühl – es ist das Gefühl der Freiheit. Jetzt kann Sie nichts mehr von Ihrem Weg abbringen.

Wenn Sie sich nicht in der Lage sehen, alle vier Punkte zu akzeptieren, wenn Sie immer noch Zweifel haben, ob Sie es wirklich wagen sollen, dann haben Sie etwas nicht richtig verstanden und müssen die betreffenden Themen noch einmal lesen, bis Sie alles begriffen haben. Lassen Sie den Mut nicht sinken. Viele Menschen sind sich noch etwas unsicher, wenn sie diese Stelle erreichen. Fast immer stellt sich heraus, dass sie ein winziges Detail nicht richtig erfasst haben. Sie müssen die jeweilige Passage nur noch einmal genau lesen, dann fällt der Groschen.

Am Ende dieses Kapitels finden Sie eine kleine Gedankenstütze, mit der Sie ermitteln können, ob Sie alles verinnerlicht haben. Sehen Sie sich das Codewort

VERNÜNFTIG auf Seite 278 an. Gehen Sie die einzelnen Punkte durch und fragen Sie sich:

* Habe ich das verstanden?
* Stimme ich dem zu?
* Halte ich mich daran?

Wenn Sie noch Zweifel haben, lesen Sie die genannten Kapitel zu diesem Thema noch einmal.

Mit der Easyway-Methode ist das Aufhören ganz leicht. Sie müssen nur die Anweisungen befolgen, dann ist Ihnen der Erfolg sicher. Falls Sie das nicht richtig glauben können, liegt das vermutlich daran, dass Sie immer noch meinen, Sie müssten eine qualvolle Phase durchmachen. Verbannen Sie diesen Gedanken. Verabschieden Sie sich von allen falschen Vorstellungen, die Sie in der Falle gehalten haben, und lassen Sie zu, dass Ihr Gehirn die Wahrheit erfasst.

Wenn Sie die richtige Einstellung entwickelt und alle Punkte auf der Checkliste abgehakt haben, sind Sie bestens gerüstet. Ihrem Erfolg steht dann nichts mehr im Wege, und Sie werden etwas erreichen, was die meisten ehemaligen Trinker als wichtigste und einschneidendste Leistung ihres Lebens bezeichnen. Wenn Sie schon ungeduldig mit den Hufen scharren und es kaum erwarten können, umso besser. Ich bitte Sie nur, zuvor dieses Buch bis zum Schluss zu lesen.

DER IDEALE ZEITPUNKT ZUM AUFHÖREN

Schon bald werden Sie das Ritual Ihres letzten Drinks erleben. Vielleicht fragen Sie sich, wann der ideale Zeitpunkt dafür wäre. Überlegen wir einmal, welche Möglichkeiten Sie haben.

Es gibt zwei typische Anlässe, zu denen viele Menschen eine Sucht überwinden wollen, sei es Trinken, Rauchen, Spielen oder etwas anderes, das ihr Leben beeinträchtigt. Entweder handelt es sich dabei um ein traumatisches Ereignis wie eine schlimme Diagnose oder einen finanziellen Rückschlag, oder aber um einen »besonderen« Tag wie der eigene Geburtstag oder Neujahr. Ich bezeichne diese Tage als »bedeutungslose Tage«, weil sie mit Ihrem Trinkverhalten in keinerlei Zusammenhang stehen und lediglich als Fixpunkt für Ihren Aufhörversuch dienen. Wenn das hilfreich wäre, spräche nichts dagegen, doch leider sind bedeutungslose Tage eher hinderlich als hilfreich.

Neujahr ist der beliebteste aller bedeutungslosen Tage, da er das Ende eines Zeitabschnitts und den Beginn eines neuen markiert. Gleichzeitig ist es der Tag mit den schlechtesten Erfolgsquoten. Über die Weihnachtsfeiertage trinken wir in der Regel mehr als sonst und sind an Silvester nur zu gerne bereit, eine Pause einzulegen.

Also betrinken wir uns ein letztes Mal, und wenn die Uhr Mitternacht schlägt, schwören wir feierlich, damit Schluss zu machen. Sehr bald schon fühlen wir uns innerlich gereinigt, doch das kleine Monster verlangt nach Nachschub. Wenn wir die falsche Methode anwenden, deuten wir dieses Schreien als »Ich brauche einen Drink!«. Selbst wenn wir anfangs stark bleiben, wird das große Monster irgendwann siegen, sodass wir wieder in die Falle geraten.

Bedeutungslose Tage bewirken lediglich, dass wir im Teufelskreis halbherziger Aufhörversuche gefangen bleiben, bei denen erst ein Gefühl von Verzicht entsteht, auf das ein Gefühl des Versagens folgt, welches die Illusion verstärkt, Aufhören sei sehr schwer und möglicherweise gar nicht zu schaffen. Trinker suchen ihr Leben lang nach Ausreden, um den gefürchteten Tag aufzuschieben. Bedeutungslose Tage bieten die perfekte Ausrede – »Ich will ja aufhören, aber noch nicht heute.«

Dann gibt es noch die Tage, an denen Ihre Welt aus den Fugen gerät und Sie deshalb beschließen, endlich einen Schlussstrich zu ziehen. Doch in derartig anstrengenden Phasen ist Ihr Verlangen nach Alkohol besonders stark, da Sie sich davon Hilfe versprechen. Deshalb ist die Falle so besonders raffiniert:

FÜR WELCHEN TAG SIE SICH AUCH ENTSCHEIDEN, ES SCHEINT IMMER DER FALSCHE ZU SEIN.

Manche Trinker wählen ihren Jahresurlaub, weil sie meinen, abseits vom Alltagsstress und der vertrauten Umgebung mit ihren üblichen Verlockungen könnten sie leichter aufhören. Andere entscheiden sich für einen Zeitpunkt, zu dem keine Feierlichkeiten anstehen, bei denen ihnen ein Verzicht auf Alkohol schwerfallen könnte. Diese Ansätze können zwar vorübergehend Erfolg haben, doch es bleibt dann immer ein Rest von Zweifel: »Gut, bislang hat es geklappt, aber was wird geschehen, wenn ich wieder zur Arbeit muss oder die große Party stattfindet?«

Wenn Sie mit der Easyway-Methode aufhören, raten wir Ihnen, vom ersten Tag an unter Leute zu gehen, sich stressigen Situationen zu stellen und an gesellschaftlichen Anlässen teilzunehmen, um sich direkt zu beweisen, dass Sie auch in Situationen, die Sie sich ohne Alkohol nicht vorstellen konnten, froh über Ihre neue Freiheit sind.

Wann also ist der beste Zeitpunkt zum Aufhören?

Wenn Sie mit ansehen müssten, dass sich jemand, der Ihnen nahesteht, immer wieder Schaden zufügt, was würden Sie dann sagen? Würden Sie diese Person bitten, irgendwann damit aufzuhören, wenn sich ein passender Zeitpunkt ergibt? Oder würden Sie sie nicht vielmehr auffordern, es auf der Stelle sein zu lassen?

JETZT IST DER IDEALE ZEITPUNKT ZUM AUFHÖREN!

Das würden die Menschen, die Sie lieben, Ihnen sagen, wenn sie von Ihrem Alkoholproblem wüssten. Alles, was Sie zum Aufhören brauchen, haben Sie bereits. Wie Sportler in den Startblöcken sind Sie bestens vorbereitet, sich den Erfolg zu sichern.

Denken Sie an das, was Sie gewinnen: ein Leben ohne Sklaverei, Unaufrichtigkeit, Elend, Zorn, Täuschung, Selbsthass, Machtlosigkeit. Sie müssen kein Geld mehr zusammenkratzen, Ihre Mitmenschen nicht mehr belügen, wenn sie fragen, wozu Sie Geld brauchen, sich nicht mehr verstecken, Ihr Tun nicht mehr verbergen und keine Enttäuschung, Gewissensbisse oder Hilflosigkeit mehr verspüren.

Dieses Elend können Sie hinter sich lassen und sich auf ein Leben im Licht freuen, mit hoch erhobenem Kopf; Sie werden offene, ehrliche Beziehungen zu Ihren Mitmenschen genießen, selbst entscheiden, wofür Sie Ihre Zeit und Ihr Geld opfern, und sich an echten Genüssen erfreuen, die Ihnen Freude bereitet haben, bevor Sie in die Alkoholfalle geraten sind.

Sie gewinnen also unendlich viel Glück und werden unendlich viel Elend los – warum sollten Sie damit warten? Nun ist es Zeit für meine sechste Anweisung:

WARTEN SIE NICHT AUF DEN RICHTIGEN ZEITPUNKT ZUM AUFHÖREN!

TUN SIE ES JETZT!

V VERDRÄNGEN Sie den Gedanken an Alkohol nicht.
Kapitel 13

E EIN GLAS ist schon zu viel und lässt Sie wieder in die Falle geraten. **Kapitel 1, 3, 5, 11, 15**

R RATSCHLÄGE sollten Sie ignorieren, wenn sie der Easyway-Methode widersprechen. **Kapitel 9, 10**

N NIEMALS wieder werden Sie trinken oder sich nach Alkohol sehnen. **Kapitel 3, 11, 12**

Ü ÜBERZEUGUNG ist alles – zweifeln Sie niemals an Ihrem Entschluss, mit dem Trinken aufzuhören. **Kapitel 8, 16, 18**

N NATURGEGEBENE SUCHTANFÄLLIGKEIT gibt es nicht! **Kapitel 3, 4, 7, 9, 10, 17**

F FREUEN Sie sich! Sie haben nichts zu verlieren und viel zu gewinnen. **Kapitel 3, 10, 13, 15**

T TRAUERN Sie dem Alkohol nicht nach – Sie bringen kein Opfer. **Kapitel 2, 4, 8, 10, 13, 17**

I ILLUSIONEN – Alkohol bringt weder Genuss noch Vorteile. **Kapitel 2, 4, 6, 17**

G GENIESSEN Sie wieder echte Freuden.
Kapitel 4, 18

Wenn Sie verstehen, wie die Falle funktioniert, endlich entkommen wollen und keine Zweifel mehr haben, gibt es keinen Grund, noch länger zu warten. Wenn Sie noch zögern, gehen Sie bitte die Liste neben dem Wort VERNÜNFTIG noch einmal durch oder wenden Sie sich bei Fragen an das nächste Allen-Carr-Zentrum, das Alkoholseminare anbietet..

ZUSAMMENFASSUNG

- Der ideale Zeitpunkt zum Aufhören ist genau jetzt. Es gibt keinen Grund, noch länger zu warten.
- Gehen Sie die Checkliste durch, und wenn Ihnen etwas nicht klar ist, blättern Sie zurück und lesen Sie die betreffenden Kapitel noch einmal.

17.

Ihr letzter Drink

Mit dem Schwur, niemals wieder zu trinken, endet der Kreislauf der Sucht. Es ist ganz wichtig, dass Sie das Ritual durchführen – sobald es abgeschlossen ist, sind Sie frei.

Sie stehen kurz davor, aus einer der subtilsten und raffiniertesten Fallen zu entkommen, die je ersonnen wurden. Ich habe Ihnen von Anfang an versprochen, dass es ganz leicht sein wird, aber das sollte Ihren Stolz auf das Erreichte nicht schmälern. Es erfordert ein erhebliches Maß an Disziplin und Ausdauer, die Methode zu befolgen und die Funktionsweise der Falle zu durchschauen. Zudem erfordert es Mut und Aufgeschlossenheit. Seien Sie stolz auf Ihre Leistung. Millionen von Trinkern wären nur zu gerne dort, wo Sie jetzt stehen.

Machen Sie sich keine Sorgen, falls Sie nervös sind. Das ist in dieser Phase vollkommen normal und keine Gefahr für Ihre Erfolgsaussichten. Vor einem Fallschirmsprung bekommen auch viele Menschen »kalte Füße«, doch das schlägt sofort in Begeisterung um, wenn sich der Schirm öffnet und man feststellt, dass alles, was man gelernt und vorbereitet hat, wie angekündigt funktioniert. Ich wünschte, ich könnte in Worte fassen, wie glücklich es einen Menschen macht, wenn er endlich erkannt hat, dass er keinen Alkohol mehr braucht.

Das Hochgefühl ist unbeschreiblich. Es ist, als würde ein riesiger schwarzer Schatten von der Seele weichen. Selbsthass und Sorgen sind dann endlich vorbei.

Sie müssen die gesundheitlichen Folgen oder den finanziellen Ruin nicht mehr fürchten. Sie müssen nie mehr überlegen, woher Sie wohl Ihren nächsten Drink bekommen. Sie werden sich nie mehr schwach, elend, erbärmlich, unzulänglich fühlen oder ein schlechtes Gewissen haben.

Sie sind jetzt startklar, stehen quasi neben der Flugzeugtür und sind absprungbereit. Sie besitzen das Wissen und die Erkenntnisse, die Sie für die beste Erfahrung Ihres Lebens brauchen. Bald werden Sie frei sein. Es gibt nichts zu befürchten. Tödliche Gefahr droht lediglich Ihrem Alkoholproblem, das nun ein Ende nimmt. Sie verlieren keinen Freund, es gibt keinen Grund zur Trauer. Ganz im Gegenteil, Sie sollten sich freuen, dass Sie Ihren Todfeind vernichten.

Führen Sie sich vor Augen, dass Sie nichts »aufgeben«. Bevor Sie zum Trinker wurden, brauchten Sie keinen Alkohol, und auch jetzt brauchen Sie ihn nicht. Lebenslange Nichttrinker sind genau wie ehemalige Trinker auch ohne Alkohol sehr glücklich. Welchen Genuss verschafft er schon? Welchen Vorteil bringt er Ihnen? Wenn Sie bis hierher alles befolgt und verstanden haben, lautet die unstrittige Antwort:

ES GIBT KEINEN GRUND ZU TRINKEN.

MIT EIGENEN WORTEN: SARAH

Ich bin überglücklich. Vor kurzem habe ich mit Hilfe der Easyway-Methode mit dem Trinken aufgehört und weiß jetzt, dass ich nie wieder Alkohol anrühren werde. Mir ist so vieles klar geworden. Ich habe jetzt begriffen, dass ich das Trinken nie richtig genossen und wegen meiner Sucht andere wichtige Lebensbereiche vernachlässigt habe: meine Kinder, meine Gesundheit, mein Zuhause. Es ist wirklich so gekommen, wie Allen versprochen hat: Ich fühle mich gesund, voller Energie, und habe wieder gelernt, mich selbst zu respektieren. Mit dem Selbsthass ist jetzt Schluss. Ich habe mein Leben im Griff, und mein Mann meint, es sei unglaublich, wie sich meine Einstellung verändert habe. Vielen Dank, Allen. Ich genieße mein neues Leben in vollen Zügen.

Schon sehr bald werde ich Sie bitten, das letzte Glas zu leeren und feierlich zu schwören, nie wieder Alkohol zu trinken. Zuvor jedoch müssen Sie sich mit dem Gedanken, nie wieder zu trinken, uneingeschränkt anfreunden können. Es muss Ihnen vollkommen klar sein, dass Alkohol keinerlei Genuss oder Vorteil verschafft und dass Sie kein Opfer bringen.

Wenn Sie die Aussicht, nie wieder zu trinken, nur schlecht akzeptieren können, führen Sie sich die einzige Alternative vor Augen: den Rest Ihres Lebens weiterzutrinken, ohne jemals aufhören zu dürfen.

Die Entscheidung ist ganz einfach. Wenn Sie immer noch meinen, dass Aufhören das kleinere von zwei Übeln ist, fragen Sie sich Folgendes: Würde Sie die Vorstellung beunruhigen, niemals wieder die Grippe zu bekommen, nicht an AIDS zu erkranken oder sich niemals Heroin zu spritzen?

Nein? Warum stört Sie dann die Vorstellung, niemals wieder unter einem der schlimmsten Killer der Welt leiden zu müssen? Alkoholsucht ist eine Krankheit. Sie hat begonnen, als Sie dieses süchtig machende Gift zum ersten Mal zu sich nahmen. Sie endet, wenn Sie Ihren letzten Drink leeren.

Hat man verstanden, dass man nichts aufgeben muss, und befolgt sämtliche Anweisungen, ist es lächerlich einfach, mit dem Trinken aufzuhören. Sie hören auf, weil Sie es leid sind, vom Alkohol kontrolliert zu werden. Denken Sie also nicht: »Ich darf nie wieder trinken«, sondern vielmehr: »Super! Endlich muss ich weder Zeit noch Geld dafür opfern, mich selbst ins Elend zu stürzen. ICH BIN FREI!«

DAS RITUAL

Das Ritual ist ein denkwürdiger Augenblick und eine der wichtigsten Entscheidungen. Sie befreien sich damit aus der Sklaverei und erreichen etwas Wunderbares, etwas, das alle Trinker liebend gerne erreichen würden und für das Sie jeder, ob Trinker oder Nichttrinker, bewundern und respektieren wird. Ein Mensch wird Sie dafür ganz besonders schätzen: Sie selbst!

Sie sollten es mittlerweile kaum erwarten können, das Elend, in das der Alkoholkonsum Sie gestürzt hat, endlich zu beenden. Vielleicht überlegen Sie, ob Sie sich das Ritual mit dem letzten Drink ersparen. Manche Menschen haben den Drink, der hoffentlich ihr letzter bleiben wird, bereits getrunken, bevor sie dieses Buch aufschlugen, und wenn sie diese Seite erreichen, sind sie fest davon überzeugt, dass sie keinerlei Verlangen nach Alkohol mehr haben. Wenn es Ihnen auch so geht, können Sie sich freuen, denn das bedeutet, dass Sie das Verlangen tatsächlich überwunden haben. Wenn Sie bereits aufgehört haben, trinken Sie jetzt nichts mehr; Sie hatten Ihren letzten Drink bereits. Den Schwur, nicht mehr zu trinken, sollten Sie aber dennoch ablegen.

Dass das Aufhören schwerfällt, liegt nicht etwa an körperlichen Entzugsbeschwerden, sondern an den Zweifeln, der Ungewissheit, dem Warten darauf, endlich
Nichttrinker zu werden. Mit der Easyway-Methode werden Sie bereits dann Nichttrinker, wenn Sie das letzte
Glas Alkohol leeren und schwören, niemals wieder zu
trinken. Sie müssen diesen Augenblick unbedingt bewusst wahrnehmen, damit Sie den Schwur mit Inbrunst
ablegen können, sich Ihren Triumph über das kleine
Monster bildlich vorstellen und sagen können: »Ja! Ich
bin jetzt Nichttrinker. Ich bin FREI!«

Sie sollten sich in diesem Moment absolut sicher sein.
Es reicht nicht, wenn Sie hoffen, dass Sie niemals wieder
trinken werden, Sie müssen es wissen. Deshalb möchte
ich noch einmal auf einige Punkte eingehen, die Ihren
Entschluss ins Wanken bringen könnten:

1. Die Überzeugung, dass Sie ein echtes Opfer bringen.

Machen Sie sich Folgendes richtig klar:

SIE GEBEN REIN GAR NICHTS AUF.

Trinken verschafft keinen echten Genuss oder Vorteil.
Wenn es so wirkt, ist das nur eine Illusion.

2. Die Überzeugung, man könne ab und an etwas trinken, ohne wieder in die Falle zu tappen.

Bitte denken Sie daran:

NICHTTRINKER ZU SEIN BEDEUTET,
DASS MAN NICHT TRINKT – NIEMALS.

MAN IST NUR DANN ZEIT SEINES LEBENS
EIN GLÜCKLICHER NICHTTRINKER, WENN MAN
NIEMALS DAS VERLANGEN NACH ALKOHOL
VERSPÜRT.

Wenn Sie das Verlangen nach einem einzigen Drink haben, werden Sie auch danach immer wieder nach einem weiteren verlangen. Sie müssen sich darüber im Klaren sein: Es gibt nur ganz oder gar nicht.

Zwei weitere Faktoren könnten Ihren Entschluss ebenfalls ins Wanken bringen:

3. Die Überzeugung, dass Sie zum Trinken verurteilt oder von Natur aus suchtanfällig sind.

Jeder kann in die Alkoholfalle geraten – und den meisten Menschen widerfährt dies auch. Selbst wenn Sie besonders suchtanfällig wären, würde das lediglich bedeuten, dass Sie sehr leicht süchtig werden, und nicht etwa, dass Ihnen das Aufhören schwerfällt.

4. Der Einfluss anderer Trinker.

Diese Trinker sind die Verlierer, nicht Sie. Wenn Sie dieses Buch gelesen und verstanden haben, wissen Sie unendlich viel besser über das Thema Bescheid als die anderen. Beneiden Sie sie nicht, sondern haben Sie Mitleid, denn während Sie selbst entkommen, bleiben die anderen Trinker in der Falle.

DER LETZTE DRINK

Sie stehen unmittelbar vor dem Entschluss, Ihren letzten Drink zu leeren und danach niemals wieder Alkohol zu konsumieren.

Wenn Sie diesen Entschluss bereits getroffen haben, bevor Sie dieses Buch zur Hand nahmen, müssen Sie ihn sich nun noch einmal bestätigen. Das ist der Augenblick, in dem Sie sich befreien. Denken Sie an das Elend und Leid, das der Alkohol Ihnen verursacht hat. Stellen Sie sich das kleine Monster vor, das Ihr Leben so lange beherrscht hat. Malen Sie sich aus, wie es Sie verhöhnt. Jetzt ist die Stunde der Rache gekommen. Legen Sie Ihren Schwur ab. Schluss mit der Sklaverei! Schluss mit dem Elend! Sie kappen ihm den Nachschub und vernichten diesen bösen Tyrannen ein für alle Mal.

ICH MÖCHTE, DASS SIE NUN IHREN
LETZTEN DRINK ZU SICH NEHMEN.
FREUEN SIE SICH! SIE SIND FREI!

Kosten Sie Ihren Sieg gebührend aus. Er ist eine der größten Leistungen, die Sie je vollbracht haben. Sie müssen sich diesen Moment unbedingt gut einprägen. Jetzt sind Ihnen die vielen überzeugenden Gründe für das Aufhören noch bewusst, doch es ist durchaus möglich, dass Sie sich nach einigen Tagen, Wochen oder Jahren nicht mehr so sicher sind, wie Sie zum Alkohol stehen. Sorgen Sie dafür, dass sich Ihre Einstellung in diesem Moment fest in Ihrem Kopf verwurzelt, damit Ihr Entschluss, nie wieder zu trinken, auch dann nicht nachlässt, wenn Sie sich irgendwann nicht mehr an alle Einzelheiten erinnern können.

GEFAHR ERKANNT – GEFAHR GEBANNT

Wenn Sie auf Schwierigkeiten vorbereitet sind, lassen Sie sich davon nicht so leicht aus der Ruhe bringen, als wenn sie völlig unverhofft kommen. Gegen künftige Momente des Zweifelns können Sie sich sehr gut wappnen, wenn Sie darauf eingestellt sind.

In einigen Monaten werden Sie es kaum noch glauben können, dass Sie früher einmal das Bedürfnis nach Alkohol hatten, ganz zu schweigen davon, dass Ihr ganzes Leben vom Alkohol kontrolliert wurde. Vielleicht verlieren Sie auch die Angst davor, wieder in die Falle zu geraten. Machen Sie sich bereits jetzt klar, dass das gefährlich sein kann; es mag

Situationen geben, in denen Sie in Feierlaune sind und alle in Ihrem Umfeld trinken, oder ein schlimmes Erlebnis könnte Sie aus der Bahn werfen. Stellen Sie sich bereits jetzt auf derartige Situationen ein und nehmen Sie sich bei Ihrem Schwur fest vor, dass Sie sich in diesen Fällen auf keinen Fall wieder zum Alkoholkonsum verleiten lassen. Sorgen Sie dafür, dass Sie nicht vergessen, dass Alkohol weder die guten Zeiten schöner noch die schweren Zeiten leichter machen kann, sondern das absolute Gegenteil bewirkt.

Jetzt sind Sie bereit für den nächsten Schritt. Warten Sie nicht länger. Erleben Sie diesen Augenblick mit einem Gefühl der Begeisterung und Freude. Der Albtraum ist vorbei.

DIE FREIHEIT BEGINNT!

Herzlichen Glückwunsch! Sie sind bereit, das Leben als Nichttrinker zu genießen!

~~~~~~~~~~~~~~~~~~~~~~~~~~~~~~~~~~~~~~ ZUSAMMENFASSUNG ~

- Machen Sie sich keine Sorgen, wenn Sie im letzten Augenblick kalte Füße bekommen – das ist ganz normal.
- Treffen Sie den Entschluss, niemals wieder zu trinken, und zweifeln Sie nicht an diesem Entschluss – Sie wissen genau, dass er richtig ist.
- Sobald Sie den Schwur abgelegt haben, sind Sie frei. Sie müssen auf nichts warten.
- Rechnen Sie mit kritischen Situationen, und stellen Sie sich innerlich darauf ein.

18.

Das Leben ohne Alkohol genießen

Sie haben es geschafft! Sie sind jetzt Nichttrinker und werden es dauerhaft bleiben, sofern Sie niemals an Ihrer Entscheidung zweifeln.

Mit dem letzten Schluck Ihres letzten Drinks werden Sie Nichttrinker. Sie können auf der Stelle den Rest Ihres Lebens mit den vielen Freuden genießen, die es zu bieten hat. Nach Ihrem letzten Schluck spüren Sie vielleicht noch ein paar Tage lang die Schreie des kleinen Monsters, das in den letzten Zuckungen liegt. Das ist kein Grund zur Sorge, also versuchen Sie, es nicht zu verdrängen. Nehmen Sie die Schreie zur Kenntnis und erfreuen Sie sich daran – schließlich bedeuten sie den Tod des Monsters, das Sie so lange versklavt hat.

Als Trinker fühlten Sie sich gezwungen, das kleine Monster mit Nachschub zu versorgen. Jetzt sind Sie frei und müssen überhaupt nichts tun. Und so vernichten Sie das kleine Monster:

INDEM SIE NICHTS TUN!

Ich hatte doch gesagt, dass es ganz leicht ist!

Bei der Methode Willenskraft verrät Ihnen niemand, dass die Todeszuckungen ein Zeichen für Ihren Sieg sind. Vielmehr gelten sie als Bestätigung für das, was Sie schon immer befürchtet haben: dass das Aufhören sehr schwer ist. Statt sich über den Tod des kleinen Monsters zu freuen, zeigen diejenigen, die auf Willenskraft setzen, verschiedene negative Reaktionen: Sie werden reizbar, unruhig, zornig, unsicher, orientierungslos oder antriebslos. Sie lassen sich von diesen Gefühlen zu der Annahme verleiten, mit Alkohol würde es ihnen vielleicht besser gehen. Sie vergessen, dass sie diese Gefühle bereits als Trinker erlebt haben; es sind genau diese Gefühle, die sie stets als Verlangen nach Alkohol gedeutet haben.

Die Todeszuckungen sind nicht schwerer zu überstehen als eine leichte Erkältung; zudem dauern sie nur wenige Tage an. Zum Problem werden sie nur dann, wenn Sie sich deswegen Sorgen machen oder sie als Bedürfnis oder Verlangen nach Alkohol deuten. Wenn Sie diese Symptome wahrnehmen, stellen Sie sich ein kleines Monster vor, das in der Wüste nach etwas zu trinken sucht – und Sie selbst haben den Wasservorrat unter Kontrolle. Wenn Sie den Hahn geschlossen halten, muss es sterben. So einfach ist das.

Machen Sie sich darauf gefasst, damit Sie im Fall der Fälle die richtige Antwort parat haben. Denken Sie nicht: »Ich will etwas trinken, aber ich darf ja nicht«, sondern vielmehr: »Das kleine Monster verlangt nach Nachschub. Trinker erleben das tagtäglich, solange sie trinken. Nichttrinker verspüren dieses Gefühl niemals. Wie schön, dass ich Nichttrinker bin! Bald werde ich für immer frei davon sein.« Führen Sie sich vor Augen, dass Sie keine körperlichen Schmerzen leiden und Ihr Unbehagen nicht davon kommt, dass Sie nicht mehr trinken, sondern nur davon, dass Sie früher getrunken haben. Außerdem müssen Sie sich klarmachen, dass ein weiterer Drink dieses Unbehagen nicht abstellen kann, sondern dafür sorgen würde, dass Sie für den Rest Ihres Lebens darunter leiden.

Wenn Sie sich innerlich darauf einstellen, so zu reagieren, sind alle Entzugserscheinungen ein Grund zur Freude. Genießen Sie die Todeszuckungen des kleinen Monsters. Sie können sich über seinen Tod ungehemmt freuen, denn schließlich hat es versucht, Sie umzubringen, hat Sie unglücklich gemacht und lange genug versklavt.

HIER BEGINNT IHR NEUES LEBEN

Wer versucht, mit der Methode Willenskraft aufzuhören, trauert ständig einer Sache nach, die er eigentlich nicht mehr will, wartet ständig darauf, dass etwas nicht passiert. Wenn Sie jedoch kein Verlangen nach Alkohol mehr haben, müssen Sie weder warten noch trauern. Sie müssen sich nicht zähneknirschend gedulden, bis das kleine Monster gestorben ist, sondern können direkt das Leben als Nichttrinker genießen.

Zu den wunderbaren Vorteilen des Nichttrinkens zählt, dass Sie wieder Freude an den wahren Genüssen des Lebens finden. Alkoholsüchtige können das, was Nichttrinker besonders schätzen, nicht richtig genießen: gute Bücher, Ausflüge und Unternehmungen, Theaterbesuche, gesellschaftliche Anlässe, Sport, Sex ... Jetzt, als Nichttrinker, können Sie sich auf all diese schönen Dinge freuen.

Situationen, die Sie bisher langweilig oder sogar unangenehm fanden, werden Sie wieder genießen, zum Beispiel gemeinsame Stunden mit Ihren Lieben, Spaziergänge, Treffen mit Freunden. Auch bei der Arbeit werden Sie sich wohler fühlen, da Sie sich leichter konzentrieren, kreativer denken und mit Stress besser umgehen können.

Gleichzeitig fällt es Ihnen leichter, zu erkennen, was Sie eigentlich gar nicht mögen. Nachdem ich mit dem Trinken aufgehört hatte, begriff ich, dass ich viel Zeit bei langweiligen Anlässen verschwendet hatte, die mir überhaupt kein Vergnügen bereiteten. Ich ging aus, um zu trinken, weil ich meinte, so könne ich besser entspannen und einen schönen Abend erleben. Nachdem ich jedoch aufgehört hatte, wurde mir klar, dass es nicht an mir lag, dass mir diese Anlässe langweilig vorkamen – sie waren tatsächlich langweilig. Also ging ich künftig nicht mehr hin, oder wenn es sich nicht vermeiden ließ, entschuldigte ich mich bei der erstbesten Gelegenheit. Wer den Alkohol aus seinem Leben verbannt, ist wieder in der Lage, die Dinge im richtigen Licht zu sehen, und kann besser entscheiden, wie er sein Leben gestalten will.

WENN DÜSTERE WOLKEN AUFZIEHEN

Stellen Sie sich auf schlechte Tage ein. Jeder, ob Trinker oder Nichttrinker, hat schlechte Tage, an denen scheinbar alles schiefgeht, was nur schiefgehen kann. Das hat nichts damit zu tun, dass Sie keinen Alkohol mehr trinken. Die Wahrheit lautet: Wenn Sie mit dem Trinken aufhören, werden Sie feststellen, dass die schlimmen Tage weniger werden und Sie besser damit umgehen können.

Wenn Sie einen schlechten Tag haben, ist es durchaus möglich, dass Ihnen der Gedanke an Alkohol in den Sinn kommt. Das ist nicht ungewöhnlich und kein Grund zur Sorge. Sie müssen den Gedanken nicht verbannen, Sie müssen ihn nur richtig deuten – als Überbleibsel aus der Zeit, in der Sie auf jeden Rückschlag mit Alkoholkonsum reagiert haben. Ein solcher Gedanke bedeutet nicht, dass Sie noch immer durch die Falle gefährdet sind, sondern lediglich, dass Sie sich an Ihre neue Freiheit noch gewöhnen müssen. Denken Sie nicht: »Ich darf nicht trinken« oder »Ich dachte, ich hätte diese Sucht überwunden«, sondern vielmehr: »Ein Glück! Ich muss nicht mehr trinken. Ich bin frei!«

Der Gedanke wird sehr schnell vergehen, und Ihr Gehirn wird sich sehr bald entsprechend einstellen. Wichtig ist, dass Sie niemals an Ihrem Entschluss zweifeln. Machen Sie nicht den gleichen Fehler wie diejenigen, die mit der Methode Willenskraft aufhören, nämlich sich nach einem Drink zu sehnen. Wenn Sie das tun, versetzen Sie sich in eine unmögliche Lage: Sie sind unglücklich, wenn Sie nicht trinken, und noch unglücklicher, wenn Sie es doch tun.

Mit meiner letzten Anweisung ordne ich das an, was Sie bereits für sich entschieden haben:

TRINKEN SIE NIE WIEDER ALKOHOL!

⁓⁓⁓⁓⁓⁓⁓⁓⁓⁓⁓⁓⁓⁓⁓⁓⁓ ZUSAMMENFASSUNG ⁓

- Genießen Sie die Todeszuckungen des kleinen Monsters.
- Genießen Sie das Leben als Nichttrinker vom ersten Augenblick an.
- Stellen Sie sich auf schlechte Tage ein – als Nichttrinker kommen Sie damit besser zurecht.
- TRINKEN SIE NIE WIEDER ALKOHOL!

19.

Nützliche Gedächtnisstützen

Von Zeit zu Zeit kann es hilfreich sein, sich noch einmal die entscheidenden Aspekte, die wir besprochen haben, vor Augen zu führen. In diesem Kapitel fasse ich die Kernpunkte noch einmal zusammen und wiederhole sämtliche Anweisungen. Wenn Sie diese befolgen, bleiben Sie für den Rest Ihres Lebens ein glücklicher Nichttrinker.

- Warten Sie nicht darauf, dass etwas geschieht. Sobald Sie Ihr letztes Glas geleert haben, sind Sie bereits Nichttrinker. Sie haben dem kleinen Monster den Nachschub gekappt und die Tür zu Ihrem Gefängnis aufgeschlossen.
- Akzeptieren Sie, dass es immer gute und schlechte Tage geben wird. Da Sie schon nach ganz kurzer Zeit körperlich und geistig stärker sein werden, können Sie die schönen Zeiten mehr genießen und mit den weniger schöner besser zurechtkommen.
- Machen Sie sich klar, dass Ihr Leben eine entschei-

dende Veränderung erfährt. Wie bei allen großen Veränderungen, auch den positiven, kann es eine Weile dauern, bis sich Körper und Geist darauf eingestellt haben. Machen Sie sich keine Sorgen, wenn Sie sich einige Tage lang anders oder orientierungslos fühlen. Akzeptieren Sie das einfach.

• Denken Sie daran, dass Sie mit dem Trinken aufgehört haben, nicht mit dem Leben. Sie können das Leben jetzt voll und ganz genießen.

• Sie müssen anderen Trinkern nicht aus dem Weg gehen. Gehen Sie aus, genießen Sie gesellschaftliche Anlässe und beweisen Sie sich, dass Sie von Anfang an damit zurechtkommen.

• Beneiden Sie Trinker nicht. In deren Gesellschaft sollten Sie sich klarmachen, dass Ihnen nichts entgeht, den anderen aber schon.

• Zweifeln Sie niemals an Ihrem Entschluss, mit dem Trinken aufzuhören, und stellen Sie diesen nicht in Frage – Sie wissen, dass Sie sich richtig entschieden haben. Sehnen Sie sich nie nach einem Drink. Wenn Sie das tun, bringen Sie sich in eine unmögliche Lage: Sie sind unglücklich, wenn Sie nicht trinken, und noch unglücklicher, wenn Sie es tun.

• Sorgen Sie dafür, dass Sie von Anfang denken: »HURRA! Ich bin Nichttrinker!«, wenn Ihnen einfällt, Sie könnten sich »nur ein Glas« genehmigen. Der Gedanke vergeht dann ganz schnell wieder, und Ihr Gehirn lernt, so etwas nicht noch einmal zu denken.

• Versuchen Sie nicht, den Gedanken an Alkohol zu unterdrücken. Man kann nicht verhindern, dass das Gehirn bestimmte Dinge denkt. Wenn Sie versuchen, Gedanken mit aller Macht zu verbannen, werden Sie frustriert und unglücklich. Es ist ganz leicht, ohne schlechte Gefühle an Alkohol zu denken: Denken Sie nicht »Ich darf nicht trinken« oder »Wann wird das Verlangen endlich nachlassen?«, sondern vielmehr: »Super! Ich bin Nichttrinker. Hurra! Ich bin frei!«

DIE ANWEISUNGEN

1. Befolgen Sie sämtliche Anweisungen in der richtigen Reihenfolge!
2. Bleiben Sie aufgeschlossen!
3. Starten Sie voller Vorfreude!
4. Zweifeln Sie nie an Ihrer Entscheidung, mit dem Trinken aufzuhören! Sie wissen, dass sie richtig ist.
5. Ignorieren Sie sämtliche Ratschläge und Einflüsse, die der Easyway-Methode widersprechen.
6. Warten Sie nicht auf den richtigen Zeitpunkt! Hören Sie sofort auf!
7. Trinken Sie nie wieder Alkohol!

20.

Die Hypnosetherapie

Die beiliegende Hypnose-CD wurde speziell zur Verwendung mit diesem Buch entwickelt, damit Sie den Inhalt nach dem Lesen ganz verinnerlichen. Zusammen bilden sie ein umfassendes, äußerst wirkungsvolles Programm, mit dem es Ihnen ganz leicht fallen wird, mit dem Trinken aufzuhören.

Obwohl in den Easyway-Zentren von Allen Carr seit jeher auf Hypnosetherapie gesetzt wird, möchte ich unbedingt betonen, dass nicht die Hypnosetherapie an sich dazu führt, dass Trinker, Raucher oder andere Süchtige aufhören. Herzstück der Methode ist die Beseitigung der Illusionen, die durch Gehirnwäsche verursacht wurden. Bei einer Alkoholsucht bedeutet das, mit der Illusion aufzuräumen, Alkohol bringe einen Vorteil oder sei ein Genuss.

Dieser Vorgang lässt sich durch Hypnose wirkungsvoll unterstützen, doch die Hypnosetherapie allein kann Sie nicht am Trinken hindern – genauso wie ein Buch allein Sie nicht daran hindern kann. Der Schlüssel liegt im Inhalt des Buches und im Inhalt der Hypnosetherapie.

Wenn ein Bauer in einer trockenen Gegend Getreide anbauen möchte, ist er dankbar für die Wasserleitungen, mit denen er seine Felder bewässern kann. Doch die Wasserleitungen an sich sind nicht in der Lage, die Pflanzen gedeihen zu lassen, sondern nur das Wasser, das durch sie hindurchfließt. Würde die Leitung Öl transportieren, würde das dem Bauern nicht helfen. Die Hypnosetherapie lässt sich mit einer solchen Leitung vergleichen: Nur bei richtigem Inhalt kann sie Wirkung zeigen.

Den Inhalt kennen Sie bereits aus diesem Buch, und nun wird Ihnen die Hypnosetherapie helfen, diesen Inhalt zu verinnerlichen. Wenn Sie das Buch noch nicht gelesen haben, holen Sie das bitte nach, bevor Sie sich die Übungen anhören. Sie müssen Übungen und Buch unbedingt gemeinsam verwenden. Die Hypnosetherapie läuft anders ab als die Live-Seminare in den Allen-Carr-Zentren. Sie soll dafür sorgen, dass Sie die Inhalte des Buches verinnerlichen, und kann nur Wirkung zeigen, wenn Sie vorab das Buch gelesen haben.

Vielleicht meinen Sie, dass Sie alle Schlüsselbotschaften beim Lesen verstanden haben und die Übungen nicht brauchen. Das mag richtig sein, doch ich würde Ihnen dennoch raten, alle bereits gelesenen Informationen noch einmal in einer entspannten, wirkungsvollen Form ohne jegliche Ablenkung oder Unterbrechung aufzunehmen.

In unseren Easyway-Zentren wird großer Wert auf ein

besonders behagliches, entspanntes Umfeld gelegt. Die Räume sind mit bequemen Stühlen ausgestattet, die Beleuchtung ist gedämpft und die Temperatur stets angenehm. Unsere Besucher nehmen unsere Informationen viel besser auf, wenn sie entspannt sind und nicht abgelenkt werden. Der Geist ist im entspannten Zustand deutlich aufnahmefähiger. Sie müssen es sich nur bequem machen und alles auf sich wirken lassen.

Dennoch gibt es oft Bedenken gegenüber der Hypnosetherapie. Es heißt, man würde »versinken«, »in Schlaf versetzt« oder »die Kontrolle verlieren«. Ich kann Ihnen versichern:

ES WIRD NICHTS UNHEIMLICHES GESCHEHEN.

Sie werden während der gesamten Hypnosetherapie die Kontrolle behalten, es wird keinerlei unerwünschte Nebenwirkungen geben. Manche Menschen nicken während der Hypnosetherapie ein, und das ist absolut in Ordnung, denn Ihr Unterbewusstsein wird die Botschaft dennoch hören und aufnehmen. Sie können sich sicher sein: In einem Notfall werden Sie wie üblich reagieren, selbst wenn Sie eingenickt sind. Es gibt nichts zu befürchten.

Das eigentliche Ziel besteht jedoch darin, nicht einzuschlafen, sondern einfach zu entspannen. Sie fühlen sich vielleicht, als würden Sie schweben, oder verspüren ein warmes, geborgenes Gefühl tiefer Entspannung.

Vielleicht schweifen Ihre Gedanken auch wie bei einem Tagtraum auf angenehme Weise ab – wenn das der Fall ist, sind Sie zu beneiden. Dieser Zustand ist ganz wunderbar und fördert die optimale Aufnahme der Botschaft der Übungen.

Falls Sie diesen Zustand nicht erleben, bedeutet das allerdings nicht, dass die Hypnose nicht funktioniert. Die meisten Menschen nehmen keine besondere Wirkung wahr, und doch zeigt die Hypnose bei ihnen Erfolg. Sie müssen nur schön entspannt bleiben und bereit sein, alle Informationen aufzunehmen, dann werden Sie Ihr Alkoholproblem lösen und ein neues Leben ohne die Qualen der Alkoholsucht genießen.

DIE HYPNOSE-ÜBUNGEN WIRKEN NUR DANN, WENN SIE DAS BUCH BEREITS GELESEN HABEN. WENN SIE DAS BUCH NOCH NICHT GELESEN HABEN, HOLEN SIE DAS BITTE NACH, BEVOR SIE SICH DIE ÜBUNGEN ANHÖREN.

Anhang

Register

Allen Carr's Easyway® informiert

Werden Sie Teil der Allen-Carr-Community

Rund um die Welt gibt es Allen-Carr's-Easyway-Kliniken/Zentren. Allen Carr ist nun in 150 Städten in 45 Ländern vertreten. Diese Entwicklung wurde von uns nicht aktiv vorangetrieben: Vormalige Raucher waren einfach so beeindruckt von der Methode, dass sie mit Easyway in Kontakt traten, um Allen Carr auch in ihrer Region erreichbar zu machen.

Wenn Sie diesem Beispiel folgen möchten, können Sie gerne mit uns in Verbindung treten, um mehr über das Franchise zu erfahren. Eine E-Mail an join-us@allencarr.com (mit Ihrem vollen Namen, Ihrer Adresse und dem Gebiet, für das Sie sich interessieren) genügt.

Unterstützen Sie uns!

Nein, wir wollen keine Spenden!

Sie haben etwas Großartiges erreicht. Es erfüllt uns jedes Mal mit Begeisterung, wenn es wieder jemand geschafft hat, die Sucht hinter sich zu lassen. Deshalb würden wir uns freuen, wenn wir von Ihnen hören würden, dass Sie sich von der Sklavenherrschaft Ihrer Süchte befreit haben. Besuchen Sie deshalb gerne unsere Website, auf der Sie uns von Ihrem Erfolg berichten und dabei andere inspirieren können. Außerdem erhalten Sie Informationen darüber, wie Sie diesen Erfolg weiter verbreiten können: www.allencarr.com/444/support-us

Sie können uns auch auf Facebook erreichen: www.facebook.com/ AllenCarr

Zusammen können wir Allen Carrs Ziel erreichen, die Welt von Süchten zu befreien.

Website: www.allencarr.com

Auf den folgenden Seiten werden alle Kontaktadressen der Allen Carr's
Easyway Kliniken/Zentren aufgelistet, in denen es eine 90-prozentige
Erfolgsrate gibt. Einzelne Kliniken bieten auch Beratungen zu Rauchen
und Gewichtsproblemen an. Bitte erkundigen Sie sich bei Ihrer nächst-
gelegenen aufgelisteten Klinik danach.

Allen Carr's Easyway garantiert, dass Sie es einfach finden werden, in
diesen Zentren mit dem Trinken aufzuhören – oder Sie bekommen Ihr
Geld zurück.

Allen Carr's Easyway – Weltweit

Park House, 14 Pepys Road, Raynes
Park, London SW20 8NH
Tel: +44 (0)208 944 7761
E-Mail: mail@allencarr.com
Website: www.allencarr.com

Pressebüro

> *John Dicey*
Tel.: +44 (0) 7970 88 44 52
E-Mail: media@allencarr.com

AUSTRALIEN

New South Wales, Sydney, A. C. T., Queensland

> *Natalie Clays*
Tel. & Fax: 1300 848 028
E-Mail: natalie@allencarr.com.au

Northern Territory – Darwin

> *Dianne Fisher, Natalie Clays*
Freephone: 1300 557 801
E-Mail: wa@allencarr.com.au

Südaustralien – Adelaide

> *Jaime Reed*
Tel: 1300 848 028
E-Mail: sa@allencarr.com.au

Victoria

> *Gail Morris*
Tel.: 03 9894 8866
Freephone: 1300 790 565
E-Mail: info@allencarr.com.au

Western Australia – Perth

> *Dianne Fisher*
Tel.: 1300 55 78 01
E-Mail: wa@allencarr.com.au

BELGIEN

Antwerpen

> *Dirk Nielandt*
Tel.: +32 (0) 3 281 6255
Fax: +32 (0)3 744 0608
E-Mail: info@allencarr.be

BRASILIEN

São Paulo

> *Alberto Steinberg, Lilian Brunstein*
Tel. Lilian: +55 11 99456-0153
Tel. Alberto: +55 11 99325-6514
E-Mail: contato@easywaysp.com.br

BULGARIEN

> *Rumyana Kostadinova*
Tel.: 0800 14104 / +359 899 889 907
E-Mail: rk@nepushaveche.com

CHILE
> *Claudia Sarmiento*
Tel.: +56 2 4744587
E-Mail: contacto@allencarr.cl

DÄNEMARK
> *Mette Fonss*
Tel.: +45 7026 7711
E-Mail: mette@easyway.dk

DEUTSCHLAND
> *Erich Kellermann & Team*
Tel.: +49 (0) 8031 90190-0
Freephone: 0800 07282436
E-Mail: info@allen-carr.de

ECUADOR
> *Ingrid Wittich*
Tel. & Fax: 02 2820 920
E-Mail: toisan@pi.pro.ec

ESTLAND
> *Henry Jakobson*
Tel.: +372 733 0044
E-Mail: info@allencarr.ee

FINNLAND
> *Janne Ström*
Tel.: 045 3544099
E-Mail: info@allencarr.fi

FRANKREICH
Freephone: 0800 386387
Tel.: 04 9133 5455
E-Mail: info@allencarr.fr

GRIECHENLAND
> *Panos Tzouras*
Tel.: +30 210 522 4087
E-Mail: panos@allencarr.gr

GROSSBRITANNIEN
Freephone: 0800 389 2115

Cambridge, Milton Keynes, Oxford, Stevenage, Watford
> *Emma Hudson, Sam Bonner*
Tel.: 020 8944 7761
E-Mail: mail@allencarr.com

Belfast (Nordirland)
> *Tara Evers-Cheung*
Tel.: 0845 094 3244
E-Mail: tara@easywayni.com

Birmingham
> *John Dicey, Colleen Dwyer, Crispin Hay, Rob Fielding, Sam Carroll*
Tel. & Fax: 0121 423 1227
E-Mail: info@allencarr.com

Bournemouth, Brighton, Kent, Reading, Southampton, Staines/Heathrow
> *John Dicey, Colleen Dwyer, Emma Hudson, Sam Carroll*
Tel.: 0800 028 7257
E-Mail: info@allencarr.com

Bristol, Swindon
> *David Key*
Tel.: +44 (0)117 950 1441
E-Mail: stopsmoking@easywaybristol.co.uk

Cambridge
> *Emma Hudson, Sam Bonner*
Tel.: 020 8944 7761
E-Mail: mail@allencarr.com

Colchester, Ipswich
> *Lynton Humphries*
Tel: 01621 819812
E-Mail: contact@easywaylynton.com

Coventry, Leicester, Lincoln
> Rob Fielding
Tel.: 0800 321 3007
E-Mail: info@easywaycoventry.co.uk,
info@easywayleicester.co.uk

Crewe, Derby, Nottingham, Shrews-bury, Stoke, Telford
> Debbie Brewer-West
Tel.: 01270 664 176
E-Mail: debbie@easyway2stopsmo-king.co.uk

Cumbria, Guernsey, Isle of Man, Jersey, Lancashire, Leeds, Liverpool, Manchester, Newcastle/North East, Southport
> Mark Keen
Tel.: 0800 077 6187
E-Mail: mark@easywaycumbria.co.uk

Edinburgh, Glasgow (Schottland)
> Paul Melvin, Jim McCreadie
Tel.: +44 (0)131 449 7858
E-Mail: info@easywayscotland.co.uk

Manchester – Alkoholtherapie
> Mike Connolly
Tel.: 07936 712942
E-Mail: info@stopdrinkingnorth.co.uk

London, Surrey
> John Dicey, Colleen Dwyer, Crispin Hay, Emma Hudson, Rob Fielding, Sam Carroll, Sam Bonner
Tel.: 020 8944 7761
Fax: 020 8944 8619
E-Mail: mail@allencarr.com

Sheffield
> Joseph Spencer
Tel.: 01924 830768
E-Mail: joseph@easywaysheffield.co.uk

GUATEMALA
> Michelle Binford
Tel.: +502 2362 0000
E-Mail: bienvenid@dejedefumarfa-cil.com

HONGKONG
E-Mail: info@easywayhongkong.com

INDIEN
Bangalore, Chennai
> Suresh Shottam
Tel.: 080 41603838
E-Mail: info@easywaytostopsmoking.co.in

IRLAND
Dublin, Cork
> Brenda Sweeney & Team
Tel.: +353 (0)1 499 9010
E-Mail: info@allencarr.ie

ISLAND
Reykjavik
> Petur Einarsson
Tel.: +354 588 7060
E-Mail: easyway@easyway.is

ISRAEL
> Ramy Romanovsky, Orit Rozen, Kinneret Triffon
Tel.: 03 6212525
E-Mail: info@allencarr.co.il

ITALIEN
> Francesca Cesati & Team
Tel. & Fax: 02 7060 2438
E-Mail: info@easywayitalia.com

JAPAN
www.allencarr.com

KANADA
Montréal/Toronto/Vancouver
> *Damian O'Hara (Englisch) / Rejean Belanger (Französisch)*
Freephone: 1 866 666 4299
Tel.: +1 905 849 7736
E-Mail: info@theeasywaytostopsmoking.com

KOLUMBIEN
> *Felipe Sanint Echeverri*
Tel.: +57 3158681043
E-Mail: info@nomascigarillos.com

LETTLAND
> *Anatolijs Ivanovs*
Tel.: +371 67 27 22 25
E-Mail: info@allencarr.lv

LIBANON
> *Sadek El-Assaad*
Tel. & Fax: +961 1 791 5565
Mobil: +961 76 789555
E-Mail: stopsmoking@allencarr.com.lb

LITAUEN
> *Evaldas Zvirblis*
Tel.: +370 694 29591
E-Mail: info@mestirukyti.eu

MAURITIUS
> *Heidi Hoareau*
Tel.: +230 5727 5103
E-Mail: info@allencarr.mu

MEXIKO
> *Jorge Davo*
Tel.: +52 55 2623 0631
E-Mail: info@allencarr-mexico.com

NEUSEELAND
Auckland
> *Vickie Macrae*
Tel.: 09 817 5396
E-Mail: vickie@easywaynz.co.nz

Christchurch
> *Laurence Cooke*
Tel.: +0800-327992
E-Mail: laurence@easywaysouthisland.co.nz

NIEDERLANDE
Allen Carr's Easyway »stoppen met roken«
Tel.: +31 53 478 43 62 / +31 900 786 77 37
E-Mail: info@allencarr.nl

NORWEGEN
Oslo
> *René Adde*
Tel.: +47 93 20 09 11
E-Mail: post@easyway-norge.no

ÖSTERREICH
> *Erich Kellermann & Team*
Tel.: +43 (0)3512 44755
Freephone: 0800 728 2436
E-Mail: info@allen-carr.at

PERU
Lima
> *Luis Loranca*
Tel.: +511 637 7310
E-Mail: lloranca@dejardefumaraltoque.com

POLEN
> *Anna Kabat*
Tel.: +48 (0)22 621 3611
E-Mail: info@allen-carr.pl

PORTUGAL
Porto
> *Ria Slof*
Tel.: +351 22 995 8698
E-Mail: info@comodeixardefumar.
com

RUMÄNIEN
> *Diana Vasiliu*
Tel.: +40 (0) 7321 3 8383
E-Mail: raspunsuri@allencarr.ro

RUSSLAND
Krim, Simferopol
> *Yuri Zhvakolyuk*
Tel: +38 095 781 8180
E-Mail: zhvakolyuk@gmail.com

Moskau
> *Alexander Fomin*
Tel.: +7 495 644 64 26
E-Mail: info@allencarrmoskow.ru

St. Petersburg
Erfolgt in Kürze

SCHWEDEN
> *Nina Ljungqvist, Renée Johansson*
Tel.: +46 70 695 6850
E-Mail: info@allencarr.nu

SCHWEIZ
> *Cyrill Argast & Team*
Freephone: 0800 728 2436
Tel.: +41 (0)52 383 3773
Fax: +41 (0)52 3833774
Tel. (rom. & ital.): 0800 386 387
E-Mail: info@allen-carr.ch

SERBIEN
Belgrad
Tel.: 011 308 8686
E-Mail: office@allencarr.co.rs

SINGAPUR
> *Pam Oei*
Tel.: +65 6329 9660
E-Mail: pam@allencarr.com.sg

SLOWAKEI
> *Gregor Server*
Tel.: +386 (0) 40 77 61 77
E-Mail: easyway@easyway.si

SLOWENIEN
Erfolgt in Kürze

SPANIEN
Madrid
> *Lola Camacho*
Tel.: +34 91 6296030
E-Mail: info@dejardefumar.org

SÜDAFRIKA
Helpline: 0861 100 200
15 Draper Square, Draper St,
Claremont 7708
Kapstadt
> *Dr. Charles Nel, Malcolm Robinson
& Team*
Tel: 021 851 5883 /
Mobile: 083 600 5555
E-Mail: easyway@allencarr.co.za

SÜDKOREA
Seoul
> *Yousung Cha*
Tel.: +82 (0)70 4227 1862
E-Mail: yscha08@gmail.com

TSCHECHIEN
Erfolgt in Kürze

TÜRKEI
> *Emre Ustunucar*
Tel.: +90 212 358 5307
E-Mail: info@allencarrturkiye.com

UKRAINE
Kiew
> *Kirill Stekhin*
Tel: +38 044 353 2934
E-Mail: kirill@allencarr.kiev.ua

UNGARN
> *Gabor Szasz, Gyorgy Domjan*
Tel.: +36 06 80 624 426 / +36 20 580 9244
E-Mail: szasz.gabor@allencarr.hu

USA
1133 Broadway, Suite 706, New York, NY 10010
> *Damian O'Hara, Colleen Curran, David Skeist*
Freephone: 1 866 666 4299
Tel.: 212 – 330 9194
E-Mail: info@theeasywaytostop-smoking.com

Milwaukee (and South Wisconsin)
Erfolgt in Kürze

New Jersey
Erfolgt in Kürze

WEITERE ALLEN CARR-PUBLIKATIONEN

Allen Carrs revolutionäre Methode ist für unterschiedliche Themen zu verwenden und in verschiedenen Formaten zugänglich: auf digitalem Weg, in Hörbüchern und in E-Books. Weitere Informationen finden Sie unter:
www.easywaypublishing.com

Unsere Leseempfehlung

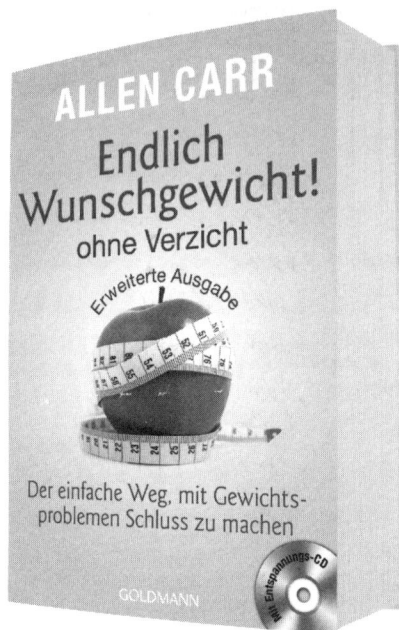